瑜伽冠军

的美颜瑜伽

焦开开 主编

U0305678

黑龙江科学技术出版社
HEILONGJIANG SCIENCE AND TECHNOLOGY PRESS

图书在版编目（CIP）数据

瑜伽冠军的美颜瑜伽 / 焦开开主编 . —— 哈尔滨：
黑龙江科学技术出版社，2017.8（2024.2 重印）

ISBN 978-7-5388-9319-9

Ⅰ. ①瑜⋯ Ⅱ. ①焦⋯ Ⅲ. ①瑜伽 – 美容 – 基本知识
Ⅳ. ① R793.51

中国版本图书馆 CIP 数据核字 (2017) 第 179580 号

瑜 伽 冠 军 的 美 颜 瑜 伽

YUJIA GUANJUN DE MEIYAN YUJIA

主　　编	焦开开	
责任编辑	刘杨	
摄影摄像	深圳市金版文化发展股份有限公司	
策划编辑	深圳市金版文化发展股份有限公司	
封面设计	深圳市金版文化发展股份有限公司	
出　　版	黑龙江科学技术出版社	
	地址：哈尔滨市南岗区公安街 70-2 号　　邮编：150007	
	电话：（0451）53642106　传真：（0451）53642143	
	网址：www.lkcbs.cn	
发　　行	全国新华书店	
印　　刷	小森印刷（北京）有限公司	
开　　本	787 mm×970 mm　　1/16	
印　　张	13.5	
字　　数	130 千字	
版　　次	2017 年 8 月第 1 版	
印　　次	2017 年 8 月第 1 次印刷　2024 年 2 月第 4 次印刷	
书　　号	ISBN 978-7-5388-9319-9	
定　　价	68.00 元	

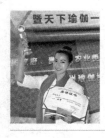

2016 年4月，

首届凤冈锌硒茶杯
瑜伽大赛女单冠军

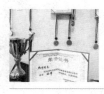

2016 年4月，

首届凤冈锌硒茶杯
瑜伽大赛女单冠军证书

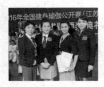

2016 年5月，

全国首届健身瑜伽
公开赛（宿迁站）女单冠军

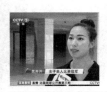

2016 年5月，

获得全国健身瑜伽公开赛女
单冠军后，接受中央五台的
采访

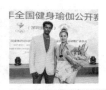

2016 年8月，

全国健身瑜伽公开赛（深圳宝安站）
女单冠军、女双冠军

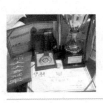

2016 年9月，

纤静杯·2016瑜伽运动大会
暨第十届瑜伽丽人大赛冠军证书

焦开开

获奖 时刻

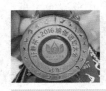

2016 年9月，

纤静杯·2016瑜伽运动大会
冠军足金金牌

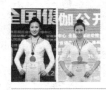

2016 年12月，

全国健身瑜伽总决赛（池州站）
女单冠军、混双冠军

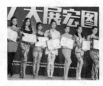

2017 年1月，

成为"优卡莲形象大使"

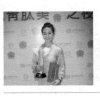

2017 年6月，

第三届国际瑜伽交流大会暨中国
"金城生物杯"瑜伽大赛冠军

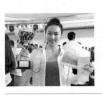

2017 年6月，

第六届国际瑜伽锦标赛冠军

美丽是一种
七彩的颜色

矫林江 /
国际顶级瑜伽大师
中国瑜伽行业联盟·秘书长

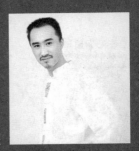

色不异空，空不异色；色即是空，空即是色。

色与空，既对立，又统一。

没有烟火与流星划过黑夜，没有花朵的绽放与凋零，我们的心又怎么会有莫名的触动？

所以，好色不是罪过，爱美应该是一种美德。

喜欢看着学生们在瑜伽的修习中慢慢蜕变，由外及内，成为世界上最娇艳的花朵……

焦开开就是其中最有风韵的一朵，仿佛是雪山之巅盛开的一朵雪莲花。

瑜伽真的很神奇。

很多知名明星都在练瑜伽，比如麦当娜、妮可·基德曼，还有钟丽缇、马伊琍和杨丽菁。我不知道她们的美丽容颜与瑜伽有什么关联，但我知道，许多女人在跟我学习瑜伽后找到了自信，找到了健康，找到了优雅，更重要的是，找到了容颜保养的秘籍———颗有爱和包容、慈悲的心。

有人问我，气质和外表哪个更重要，我常常笑而不答。

你观察过烟花和河流吗？

烟花虽然美丽，但它像短暂而凄美的流星，绽放得越绚丽，越代表一种落寞和沉寂。

只有河流，虽然宁静，但永远向着远方。

利万物而不争，虽偶尔浑浊，但终将变得清澈。

时间是不会去打扰河流的。

女人如水，练瑜伽的女人是纯净水。

愿所有修习瑜伽的女人都有青春永驻的容颜。

CONTENTS
目录

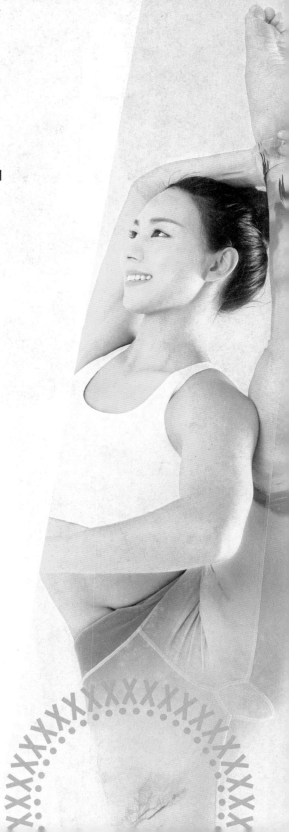

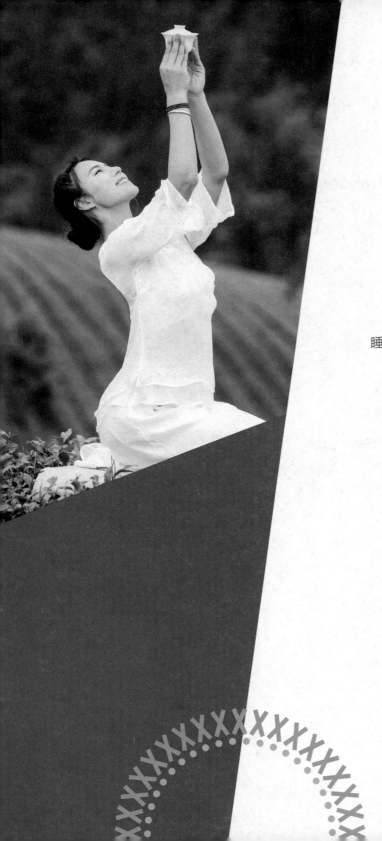

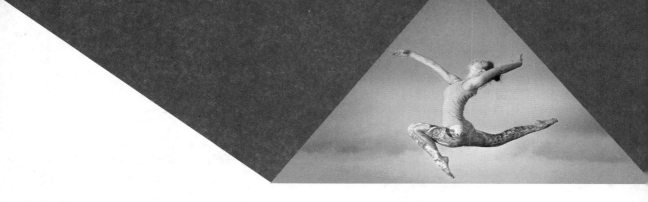

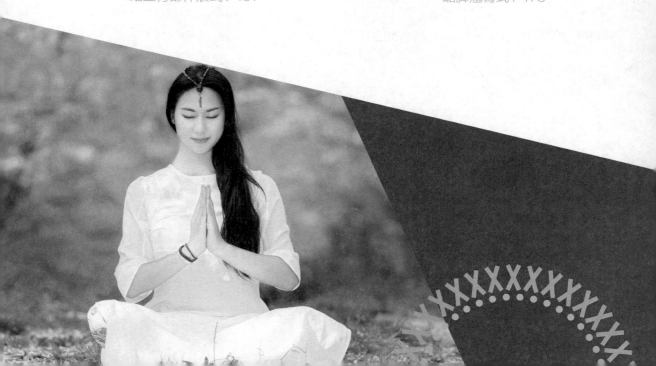

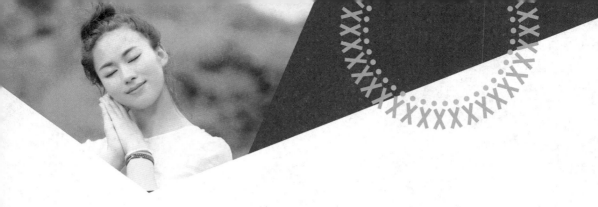

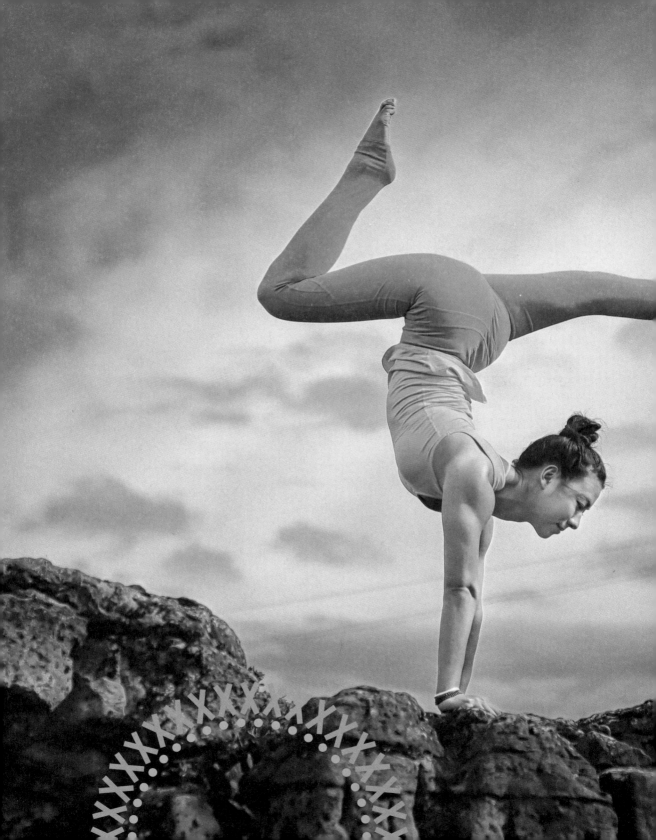

01

了解瑜伽排毒，
美颜so easy

　　想必天下没有哪个女人不想拥有靓丽无瑕的容颜，没有哪个女人不想让自己精神奕奕、神采飞扬，让美丽逃脱时光的雕刻，让自己如清水芙蓉般无须雕饰。其实，只要你愿意，瑜伽是可以帮你做到的。身体肥胖、面色黯淡还有情绪不良，这些身体垃圾都可以在练习瑜伽的过程中得到洁净哦！当体内垃圾和毒素都排干净了，你还会担心自己不美丽吗？

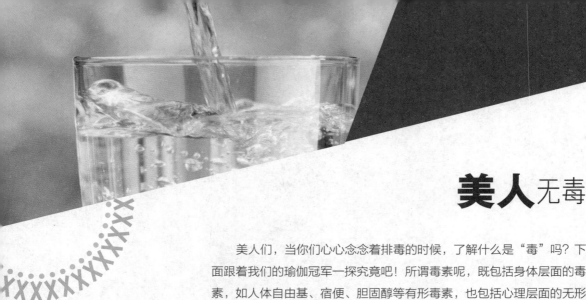

美人无毒

美人们，当你们心心念念着排毒的时候，了解什么是"毒"吗？下面跟着我们的瑜伽冠军一探究竟吧！所谓毒素呢，既包括身体层面的毒素，如人体自由基、宿便、胆固醇等有形毒素，也包括心理层面的无形之毒，例如来自食物中的毒素，水质、土壤、空气污染等带来的毒素。另外，负面消极的感觉和情绪也是堵塞在我们体内的毒素，不容小觑哦。不过，在日常生活中，我们只要注意以下几点，就可以大大减少体内毒素的产生啦！

01 注意饮食

记得初中英语课本上有一篇讲身体健康的文章，标题是"We are what we eat"，主要内容是讲想要身体健康的话，必须饮食健康。所以呀，选择新鲜健康的食物很重要哦！美眉们，尽情享用蔬菜和水果吧，解毒的食品有：猕猴桃、柑橘、葡萄、菠萝、黄瓜、菠菜、卷心菜。其次呢，在食品种类的选择上，大家也要保证食品的多样性，经常吃一些粗粮，也可以帮助我们的消化系统排毒。

02 保持大便通畅

成为无毒美人这条路上有一只很大的拦路虎，没错，它就是便秘。试想一大堆宿便残留在我们的肠道里，皮肤色素开始沉着、脸上变得没有光泽，还怎么当美人呢？多吃点富含纤维素的食物吧，它可以促进我们的肠胃蠕动。薯类、南瓜、竹笋、菠菜、芹菜、空心菜等都是纤维素含量丰富的蔬菜。另外有体内"清洁剂"之称的水果，大都有帮助机体解毒和排毒的作用，多吃有益于身体健康哦!

03 多喝水

女人是水做的，多喝水可以稀释血液中的毒素，减轻肾脏的负担，是最自然和简便的排毒方法。每天早晨起床时喝杯温开水，可以促进大小便排出，还有清洗肠道的作用。

04 多运动，多出汗

多运动可以促进全身的血液循环，增强氧气输送和排出毒素。运动多了，出汗就会多，皮肤出汗可以促进新陈代谢，也是一种有效的排毒方式哦!

05 空余时间多练瑜伽

瑜伽是一种简单易行的排毒方式，瑜伽中的腹式呼吸，是一种深度呼吸，可以让机体更有效地吸入氧气和更彻底地排出废气，从而起到放松身心的作用。美人们，我们的宗旨可是美得通透，美得纯净。赶紧，瑜伽练起来，跟那些让我们讨厌的毒素彻底划清界限吧。

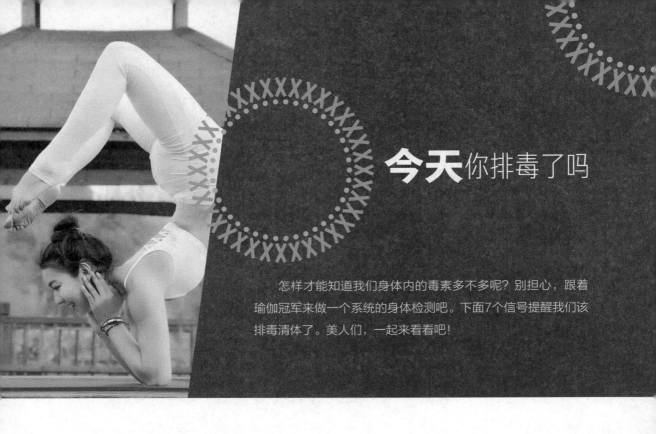

今天你排毒了吗

怎样才能知道我们身体内的毒素多不多呢？别担心，跟着瑜伽冠军来做一个系统的身体检测吧。下面7个信号提醒我们该排毒清体了。美人们，一起来看看吧！

便秘

如果你排便间隔时间在3天以上，那么你可能患上了便秘。粪便不能及时排出会产生大量毒素，这些毒素会被人体吸收，从而引起肠胃不适、口臭、色斑等症状。

肥胖

如果你的体重超过标准体重20%，就属于肥胖了。肥胖源于营养过剩，长期过量食用高脂肪、高热量食品会引起体内毒素滋生，造成机体失衡，引发肥胖。

面色暗黄

肺部管理着全身的皮肤，而且最容易堆积毒素。如果脸色变得晦暗，那么是在提醒我们肺部需要排毒了。肺部毒素堆积超标会反映到脸上，使皮肤失去光泽。

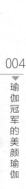

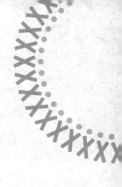

口臭

多由肺、脾、胃积热或积食不化所致，这些东西长期淤积在体内排不出去就变成了毒素。

长痘痘

脸上如果出现痘痘，说明身体需要排毒了，一般前额出现的痘痘通常是由肝脏毒素堆积过多引起的。

皮肤瘙痒

皮肤是人体最大的排毒器官，可以通过出汗等方式排出其他器官无法排出的毒素。外界的刺激、生活不规律、精神紧张以及内分泌障碍等使皮肤的这种功能减弱就会引发瘙痒。

肠道易激综合征

这是指肠道对刺激有过度的反应或有反常现象出现，致使血流滞缓，排毒管道不通畅，多种毒素留存体内。主要特征是腹部不适或腹痛、腹胀、腹泻、便秘。

美眉们，如果你的身体有和上述相吻合的症状，不要担心，从现在开始跟着瑜伽冠军学习排毒吧。女人如花，呵护才能绽放。排出身体内的毒素，才能让我们美得更加动人。

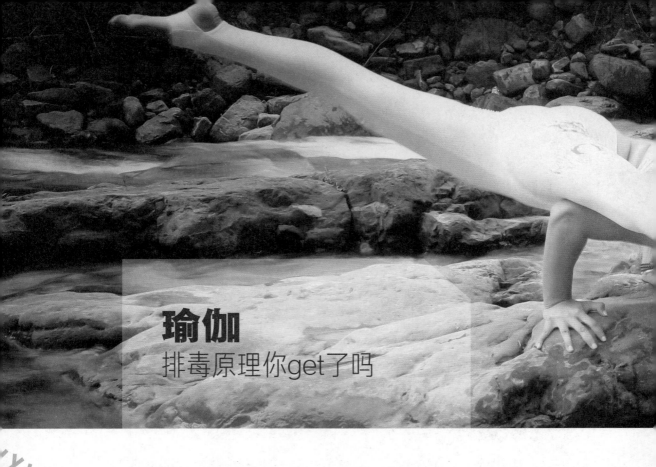

瑜伽
排毒原理你get了吗

随着时代的发展，为了养颜护肤，抵抗衰老，越来越多的人加入瑜伽练习的队伍当中。之所以有那么多人热爱瑜伽，并不仅仅是为了减压，也是为了能让自己舒展经络，将毒素排出体外。美眉们，你们知道瑜伽排毒原理吗？想知道排毒养颜这条路上为什么会有那么多人青睐瑜伽吗？

首先，是因为瑜伽各种体式配合呼吸，会对穴位、腺体和经络产生刺激，可以增进血气的流通，能调体、养心和调气，强化身体的自然治愈力，给衰退的体细胞输送新鲜血液，按摩体内各个脏器，使体内的废物和毒素排出体外，从而使各个器官恢复功能。当然，很多运动都能达到加快新陈代谢、排毒排汗的效果，但瑜伽的特别之处在于它不只有针对身体的练习，更有针对情感和精神方面的练习，以达到身体、心灵与精神的和谐统一。从瑜伽的角度来讲，我们人体出现的病理都是身体不平衡的表现，包括体内营养摄取的不均衡，新陈代谢不平衡，也包括心态不平衡。当体内毒素累积达到一定程度后，就会出现身体不适、容易疲劳等症状。瑜伽

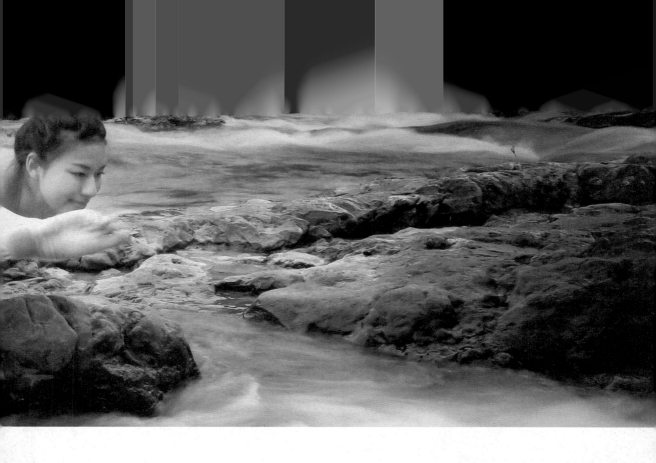

　　的姿势首先能让身体慢慢舒展，练习时配合意识上的作用，能将身体内的一些毒素排出体外。对于压力日渐沉重的现代人而言，它在排毒上的功效要比其他运动更为有效喔，不仅身体得到舒缓，精神也能随之放松。

　　其次，瑜伽动作能使身体各个腺体的分泌作用趋于平衡，瑜伽中扭转或弯曲的动作，通常都需要停顿一段时间，而这段时间内给予腺体的压力，正是要强化这些腺体，使之分泌正常。当人体激素分泌正常时，人体的各个器官自然就能正常工作了，也就能保持身心的健康啦！

　　另外，通过瑜伽动作与呼吸法的练习，也能促进身体的血液循环和新陈代谢，排出体内毒素，从而达到美容养颜的目的。

　　美眉们，看完上面这些，是不是特想验证一下瑜伽是否真的有那么神奇呢？心动不如行动，嘿嘿，让我们开始吧！

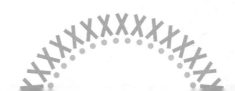

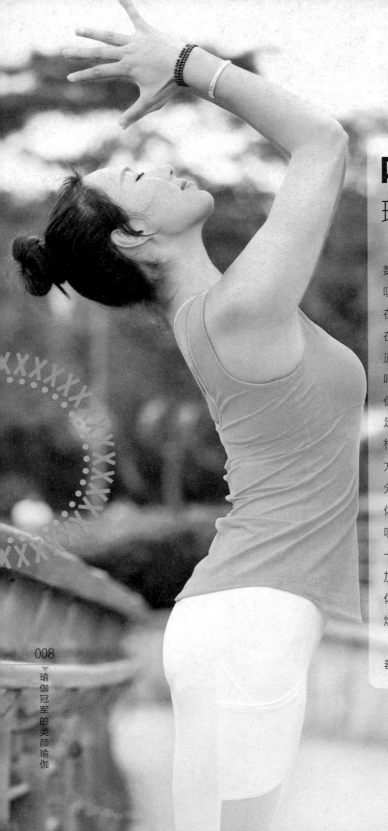

呼吸与冥想，
瑜伽排毒必不可少哦

　　有人说，瑜伽修行者的生命不是以天数，而是以呼吸的次数来计算的。看来"呼吸是瑜伽的灵魂"这句话所言不假。呼吸在瑜伽里面至关重要，它被认为是连接内在和外在的桥梁，也是身体和自然之间互通的渠道。遵从正确的节律，缓慢深长地呼吸，瑜伽的呼吸法能够刺激和按摩内脏，促进身体的新陈代谢，为身体血液提供充足的氧气，使脂肪和毒素等废弃物可以轻松地排出体外。更重要的是，瑜伽的呼吸方式还有利于减肥，因为瑜伽的呼吸能充分地打开膈，吸入新鲜空气，使肺部、身体的每个细胞充满纯净的氧气，在一呼一吸间，拉伸腹壁，按摩腹腔内的器官，进一步去除腹壁脂肪，还能促进肠胃蠕动，加快全身的血液循环，并将体内废气排出体外，让更多的新鲜氧气供应血液，从而燃烧更多的脂肪。

　　学会下面三种常见的瑜伽呼吸法，排毒更迅速哦！

瑜伽冠军的美颜瑜伽

腹式呼吸

功效：腹式呼吸的同时，腹部肌肉得到伸展，能够增强脏器功能。腹式呼吸还能增强气血循环，消除紧张和不安情绪。

做法：盘腿坐，手放在腹部上，两鼻孔慢慢吸气，放松腹部，感觉空气被吸向腹部，手能感觉到腹部越抬越高，实际上这时膈下降，将空气压入肺部底层。吐气时，慢慢收缩腹部肌肉，膈上升，将空气排出肺部。

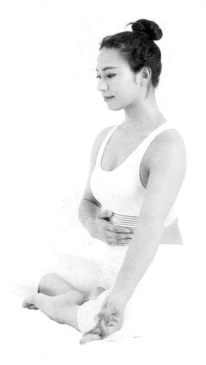

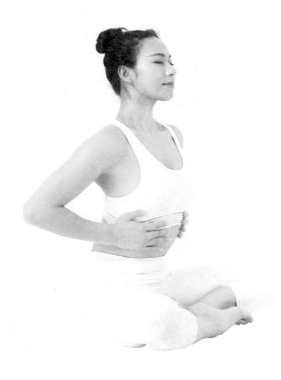

胸式呼吸

功效：胸式呼吸接近我们平时使用的呼吸方法，练习时能使背部肌肉变得紧实，而且还能帮助稳定情绪，将体内的废气通过短促的呼吸排出体外。

做法：盘腿坐，脊背挺直，双手置于肋骨处。两鼻孔慢慢吸气，同时双手感觉肋骨向外扩张并向上提升，再缓缓地吐气，体会肋骨下移并向内并拢。

完全式呼吸

功效: 这是一种把腹式和胸式呼吸结合起来的呼吸方法。在练习完全式呼吸时,我们呼吸空气的量会增加3倍,会有更多的氧气注入血液中,从而起到增强心脏功能、调节内分泌,帮助毒素排出体外的作用。

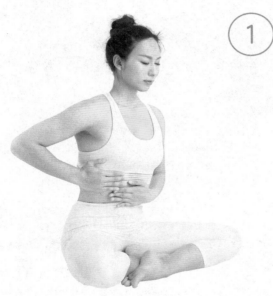

① **做法:** 右手放于肋骨上,左手放在腹部上。轻轻吸气,先将空气吸入到肺的底部,使腹部隆起;继续吸气,将空气慢慢填满胸腔。

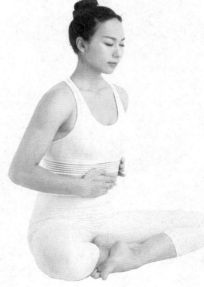

② **做法:** 呼气,按相反的顺序,先放松胸部,然后放松腹部,尽量将气吐尽,然后将腹部向内收紧,并温和地收缩肺部。

有些时候，工作压力很大，以致很难静下心来练习瑜伽。无妨，我们可以通过静坐冥想来放松身心。就这样什么也不想，等身心完全放松后，我们的呼吸就会变得深长而平稳，情绪就会变得平静而愉悦，身体也会变得柔软起来。这个时候，我们的脑海里还可以想象一些美丽的景象，随后便可以进入瑜伽姿势的练习了。

简易坐

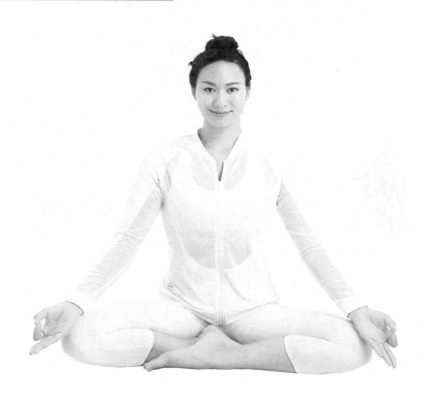

做法：

① 坐在地板上，双腿向前伸直。

② 弯曲右腿，右脚压在左大腿下方。

③ 弯曲左腿，左脚压在右小腿下方。

④ 双手自然放于双膝，掌心向上，头、颈、躯干保持在一条直线上。

金刚坐

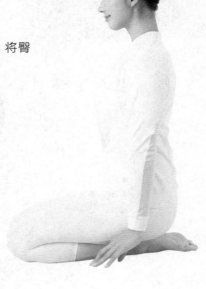

① 做法：屈起双腿，将臀部坐在脚跟上。

② 做法：放松肩部，收紧下巴，挺直脊背，这样就会减轻腿部的压力，腿部就会轻松很多。

Tips 患有关节炎或严重的膝踝关节疼痛者请不要用此姿势。在练习的过程中也不要一直换姿势。当解开姿势的时候动作也要缓慢，不宜做得太快。

莲花坐

① **做法：** 坐正，双腿向前伸直。

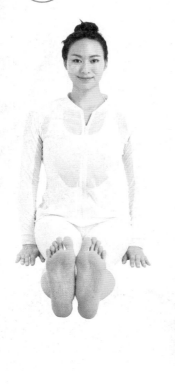

② **做法：** 屈起右腿，将右脚放在左大腿上，脚心向上。

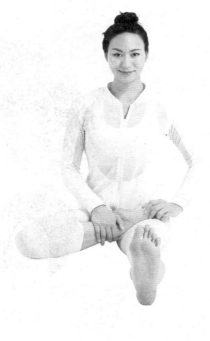

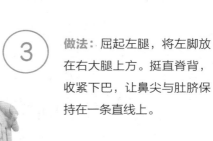

③ **做法：** 屈起左腿，将左脚放在右大腿上方。挺直脊背，收紧下巴，让鼻尖与肚脐保持在一条直线上。

了解瑜伽排毒，美颜so easy

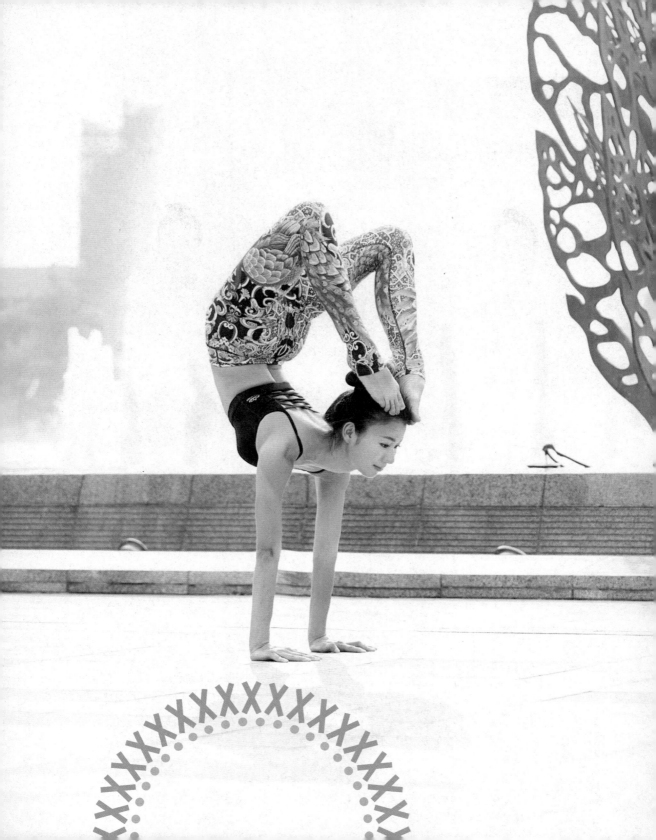

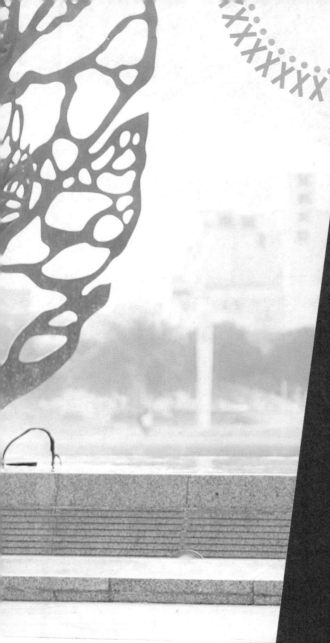

02

动起来，
才能美起来

瑜伽，是上帝给女性的馈赠。在优美的音乐中，我们身体扭转、拉伸、折叠，这些动作和姿态功效巨大，它保护着我们的内脏器官和神经系统，调理我们身体的内分泌体系，消除多余的脂肪。然而在这个过程中，稍有不慎，也会给我们带来身体上的伤害，瑜伽练习的几个小贴士，喜欢瑜伽的美眉们还是记在心里吧，这样就可以轻松避免练习过程中不必要的麻烦啦！

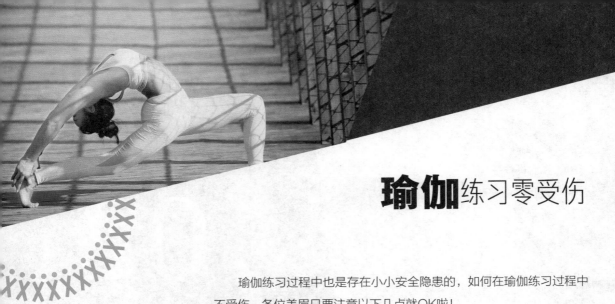

瑜伽练习零受伤

瑜伽练习过程中也是存在小小安全隐患的，如何在瑜伽练习过程中不受伤，各位美眉只要注意以下几点就OK啦！

01

不要空腹练习瑜伽。最好是在练习瑜伽前的一小时用餐完毕，以防发生胃痉挛。如果来不及在瑜伽前一小时用餐而又很饿的话，那就在练习瑜伽前的二十分钟吃一根香蕉吧，可以很好地抵抗饥饿感哦！

02

练习前，尽量解完大、小便，清空膀胱和肠道。

03

练习瑜伽要尽可能穿着简单、宽松。练习时最好光着脚，并摘掉手表、腰带或其他饰物。

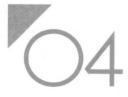

04 不必追求极致。每一项练习都应该做得缓慢，步骤分明。练习的过程比达到的结果更为重要，不要匆匆忙忙地做，要知道，瑜伽不仅仅是摆几个姿势，更要调整呼吸，放松心情。

05 调整呼吸。瑜伽课程通常会从呼吸练习开始，课程也是以缓缓地深呼吸结束。当你不知道该如何是好时，那就专注在呼气与吸气上吧，这是保持平静，并且有助于练习瑜伽的最好方法。

06 婴儿式是初学者的好伙伴。在瑜伽课中老师可能会让大家尝试不同程度的动作，当有些动作实在是做不到时，不用慌张，可以试着做较轻松的婴儿式。

07 各项瑜伽体式中的倒立动作不适合高血压、癫痫、心脏病、晕眩病患者以及头部受过伤害、心功能衰弱者练习。

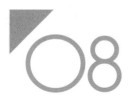

08 在练习瑜伽后至少15分钟再沐浴。

给身心来一场**SPA吧**

　　所有运动都不适宜一触即发，瑜伽也一样哦。所以，在瑜伽练习之前先让身体热起来是很重要的。瑜伽运动看似柔软和缓，其实在伸展、拉筋的过程中，身体热能的消耗非常大，更须依照循序渐进的法则让身体暖起来。

头部热身

①

做法： 低头，感觉颈部肌肉受到拉伸，尽可能让下巴向前胸靠近。

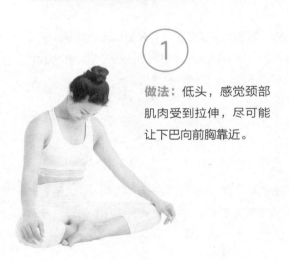

②

做法： 将头从右侧开始顺时针转动一圈，回到低头的位置。

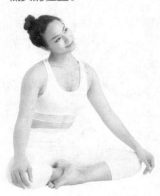

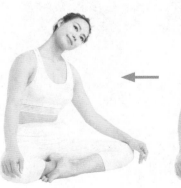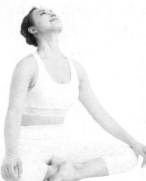

③

做法： 抬头，调整呼吸。仰头向后，感觉下颌肌肉受到拉伸。将头从左侧开始逆时针转动一圈。头部回到正中，调整呼吸。

颈部热身

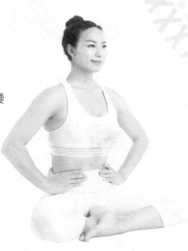

① **做法：** 盘坐，双手叉腰，挺直腰背。

② **做法：** 头轻轻向前、向后、向左、向右转动。然后由前→左→后→右方向绕转4圈，再由前→右→后→左方向绕转4圈（转动时肩颈自然放轻松）。

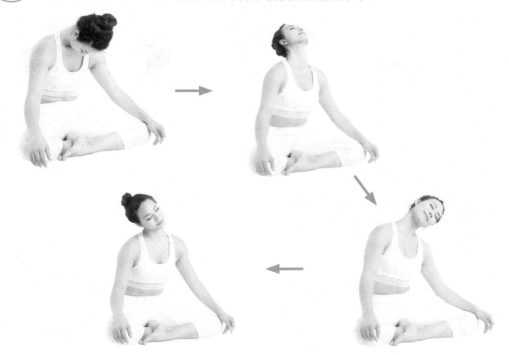

肩部热身

① **做法：**挺直站立，双腿并拢，双手自然垂放，再将左手轻松搭于左肩上。

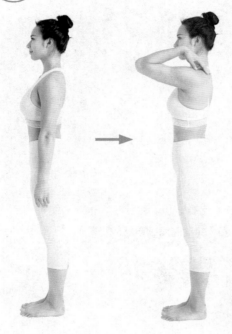

② **做法：**左手由前往后转4圈，再由后往前转4圈。然后换右手搭右肩，重复转圈动作。

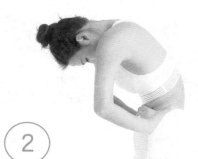

胸背热身

① 做法：双手叉腰，双腿并拢。

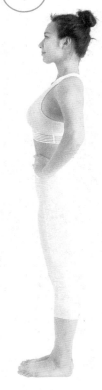

② 做法：头、颈与两肩向前缩，使背部弓紧。

③ 做法：扩胸后仰，颈部放松，手肘尽量向后，使胸部扩开。如此前缩、后扩重复练习4次。

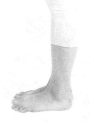

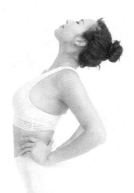

动起来，才能美起来

转臀热身

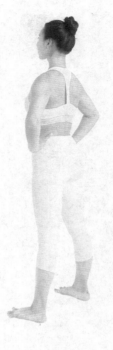

① 做法：双手叉腰，双脚打开与肩同宽。

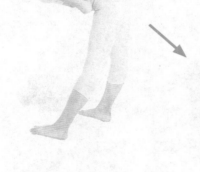

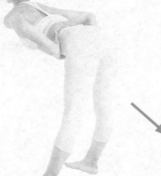

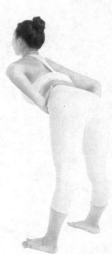

② 做法：臀部由右向左慢慢绕转4圈（膝盖伸直），再由左向右慢慢绕转4圈。

瑜伽冠军的美颜瑜伽

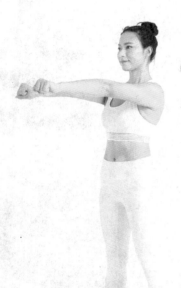

① **做法：** 双脚打开与肩同宽，双手于胸前握拳，手肘张开与胸同高。

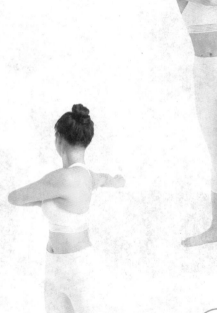

② **做法：** 先往左后方扭转（腰背保持平直）。

③ **做法：** 再往右后方扭转。

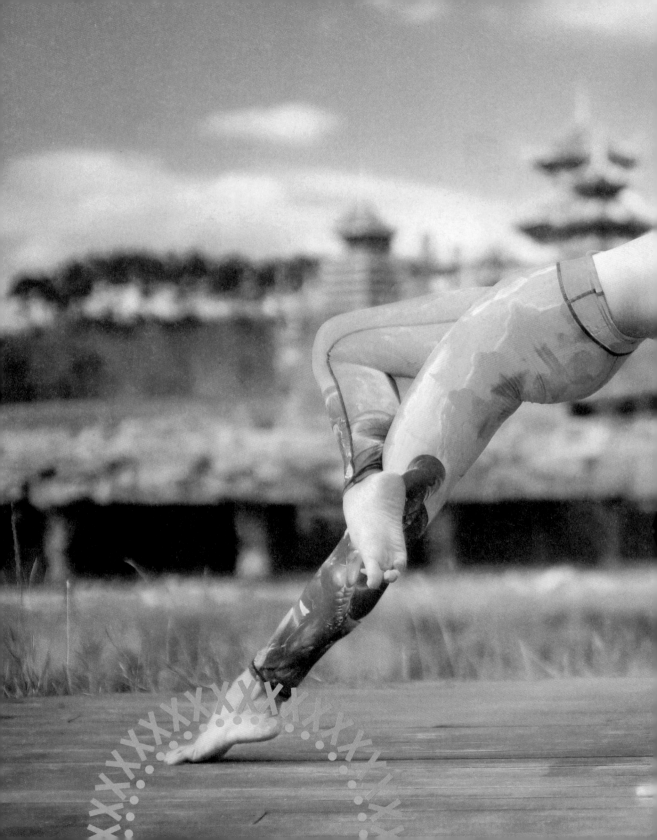

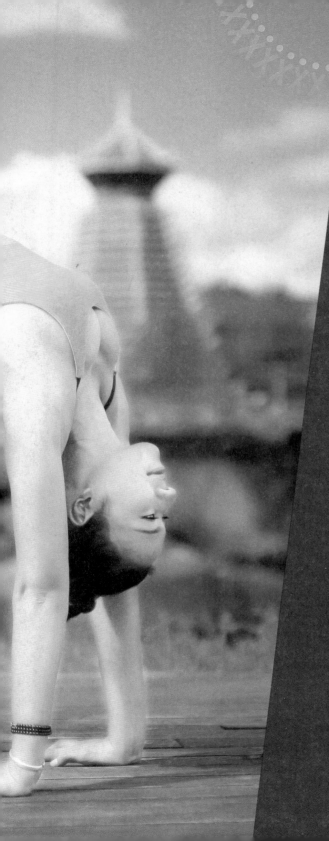

03

瑜伽排毒放大招

生活之于聪慧的女人，是一首灵动婉转的乐曲，瑜伽修行是乐曲中最动人的音符；生活之于优雅的女人，是一部扣人心弦的电影，瑜伽的姿态是最令人着迷的镜头。美女们，静下心来，伴随着清晨的第一声鸟鸣，伴随着睡前的静谧烛光，排毒瑜伽做起来吧！

最经典的
瑜伽排毒体式，想学吗

　　每天长时间的工作会让你觉得压力很大吧，千万不要忽视了这个时候我们体内会积聚很多毒素哦，这些毒素一旦没有排出去，我们就会很容易感到疲倦、精神紧张、食欲欠佳。我们女人讨厌的皮肤粗糙、脸色暗黄也就接踵而至了，想想是不是觉得很可怕？所以排毒对女性来讲是非常重要的，当体内的毒素都排干净后，肠胃蠕动也更有规律，我们的气色和肤质自然会得到改善，身体会感觉轻盈起来，整个人也会更加有活力哦。下面奉上瑜伽冠军所推崇的经典瑜伽排毒体式，姐妹们要学起来哦！

坐山式

功效： 瑜伽坐山式可以扩展、滋养胸部，防止胸部下垂，从根本上美化胸部曲线，更可使心神安宁，抑制烦躁情绪。快乐的情绪也是身体健康的关键哦！

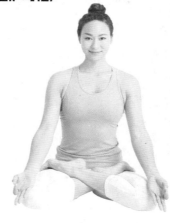

①

做法： 以莲花坐姿坐于瑜伽垫上，脊柱挺直，双手呈莲花指样放于双膝上。

② **做法：** 双手十指交叉于胸前，吸气，双臂向上伸直，高举过头顶，翻转掌心，掌心朝上，尽量让双臂向上伸展。呼气，低头，尽量使下巴靠近锁骨。

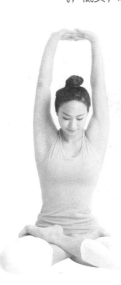

Tips 练习时，请保持背部挺直，双肩向后打开，拉伸腹部，充分挤压腹部内脏器官，练习5次。

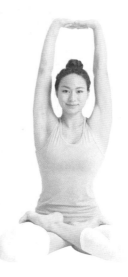

③ **做法：** 吸气，头部回到原位。呼气，双手慢慢松开。

磨豆功

功效： 此动作可以充分并均匀地按摩腹部器官，滋养肾脏，消除腹部脂肪和便秘，锻炼腹肌，帮助肠胃排毒，并活动髋部，滋养骨盆，同时手臂的拉伸还能刺激腋下淋巴排毒。

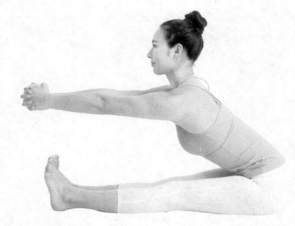

① **做法：** 坐立，双腿向前伸直并拢。吸气，双手交叉握拳，双臂伸直平行于地面。呼气，在保持双臂平行于地面的情况下，上半身尽量向前倾。

② **做法：** 吸气，双臂带动躯干向右移动，身体随之向右倾。

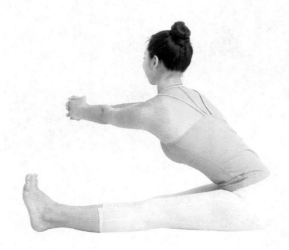

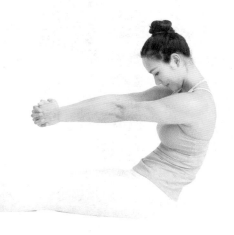

③

做法：双臂带动躯干向后绕，身体也向后倾。

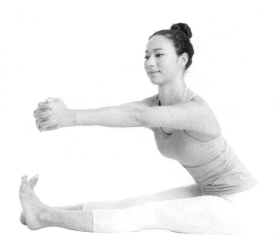

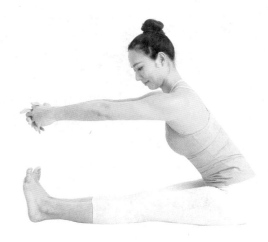

④

做法：再由双臂带动躯干向左，以顺时针磨豆子的姿势重复绕圈3~5次。呼气放松，身体还原。

Tips 在练习过程中，应始终保持两侧坐骨重心的平均下沉，让脊柱更好地前后左右转动。当手臂向前时应尽量按摩到腰腹，向后时则尽量收紧腹部肌肉。

半月式

功效：可以消除侧腰、臀部外侧过多的脂肪，有助于改善双腿血液循环，强壮脊椎骨的下部区域，能使脊椎得到很好的伸展，还能刺激肾脏，增强肾脏功能。

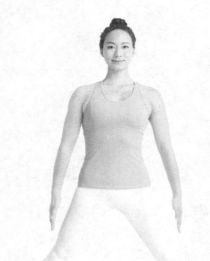

① **做法：**站立，双脚大大分开，双臂自然放于身体两侧，眼睛平视前方。

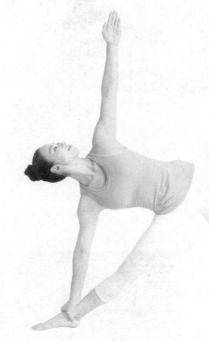

② **做法：**右脚向右转动90°，左脚脚尖微微内收。吸气，身体向右侧弯曲，直到右手抓住右脚脚踝。左手臂指向天空，头部转向左边，眼睛望向上方。

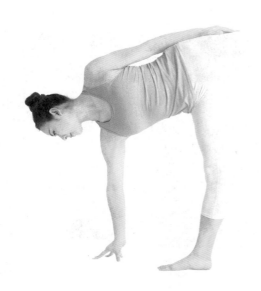

③

做法： 呼气，右手手掌移到右脚前一步远的地方，将左手放在左髋上，左腿向上抬高，保持该动作10秒钟。

> **Tips** 练习中保持手臂伸直。此式很考验身体的平衡力，如果做不好千万不要勉强。

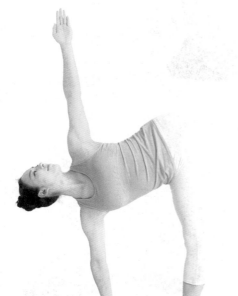

④

做法： 呼气，身体稍微向前倾，以右手右脚支撑身体，左手臂指向天空，头部左转，眼睛望向左手的方向。保持姿势20秒钟，回到初始姿势，然后换一侧重复练习。

瑜伽排毒放大招

桥式

功效：加强背部的力量，减少腰痛，消除腰部脂肪，增强肾脏功能；另外可以增加腹部的血液循环，促进胃肠蠕动，缓解腹部胀气，改善消化功能。

Tips 提起躯干时，要使用腹肌的力量，用手扶住腰部抬起，只是辅助动作。

① **做法：**仰卧，双腿并拢伸直，双臂放于身体两侧，掌心贴地。

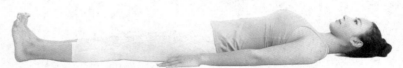

② **做法：**屈膝，双脚脚后跟靠近臀部，双手前伸，靠近双脚。

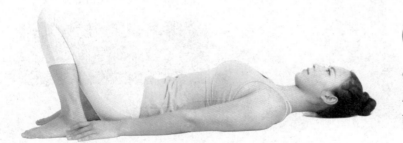

③ **做法：**深深地吸气，抬起上半身、臀部及大腿，双手扶在腰侧以保护腰部。用双肩和双脚撑地，收紧臀部肌肉。保持数秒，呼气，身体慢慢还原。

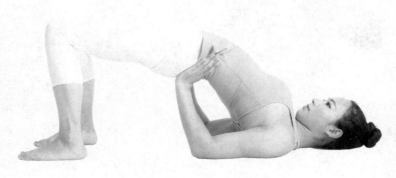

瑜伽冠军的美颜瑜伽

猫式

功效： 使背部、肩部和胸部都得到锻炼，收缩腹肌，使脊柱更加有弹性，有助于缓解痛经和改善月经不调，防止子宫下垂。

① **做法：** 跪立，双手分开一肩宽，手掌撑地，双腿分开一个髋部宽，双臂与大腿垂直于地面。

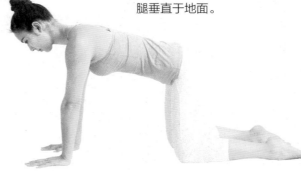

② **做法：** 吸气，抬头，臀部抬高，髋部下低，眼睛向上看。

③ **做法：** 呼气，低头，含胸弓背，眼睛看着腹部，头、颈自然下垂，重复练习5次。

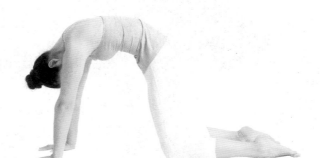

Tips 练习时动作要稍微放缓，以免肌肉拉伤。

叩首式

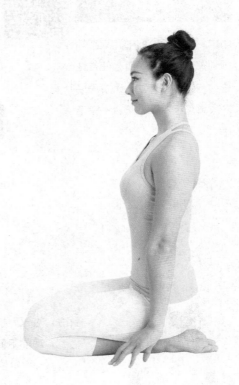

功效： 头顶地面时，血液会充分流入头部，有助于促进头部血液循环，加速新陈代谢，从而起到消除脸部多余脂肪、收紧下巴赘肉的作用。此动作还能缓解颈部、背部疲劳。

① **做法：** 跪坐，臀部坐在脚后跟上，两手自然垂于体侧，脊柱伸直。

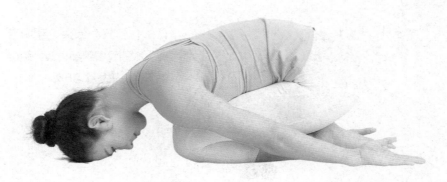

② **做法：** 吸气，上身缓缓向前倾，直至额头触地，臀部贴住脚跟，双手放在脚后跟处。

③

做法：吐气，将臀部抬起，背部慢慢向前推，直至大腿与小腿垂直。头顶着地面。

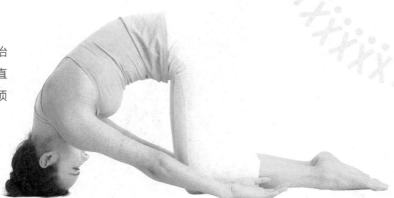

④ **做法：**将臀部后移，坐于脚后跟上，保持自然呼吸。

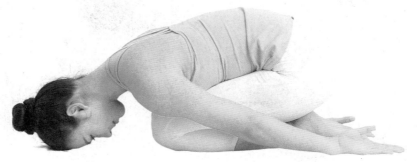

Tips 患有眼疾、耳部疾病、高血压或眩晕病的人不适合做这个姿势。练习时出现头晕或胸闷等症状，应缓缓抬头，并调整好呼吸。

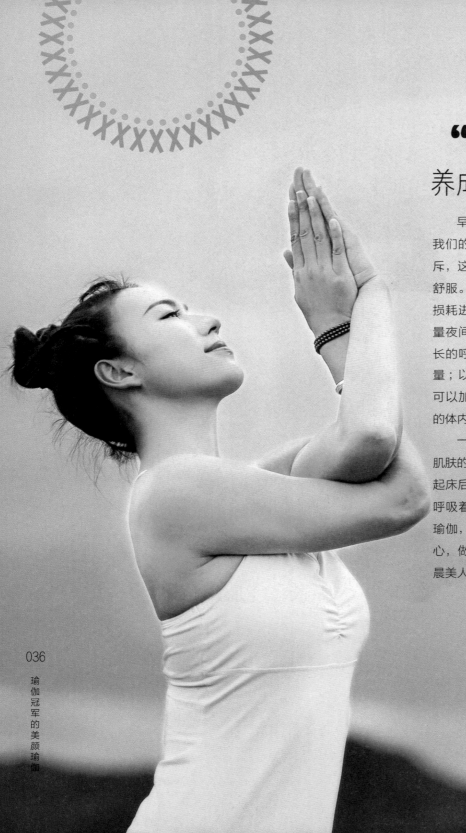

"晨美人"
养成记

　　早晨的空气清新，阳光温暖，我们的大脑还没有被琐事杂念所充斥，这个时候练习瑜伽真的会特别舒服。夜晚的睡眠会对我们的日间损耗进行修补，清晨体内会残留大量夜间代谢后的毒素。通过瑜伽深长的呼吸，可有效改善体内氧气含量；以呼吸带动的瑜伽体位练习，可以加速体内血液循环，带走更多的体内垃圾哦！

　　一日之计在于晨，清晨，保养肌肤的难得好时机，你怎能错过呢？起床后，喝一杯温开水，拉开窗帘，呼吸着新鲜的空气，跟着清晨排毒瑜伽，在每一次呼吸中尽情释放身心，做个活力满满、肌肤水水的清晨美人吧！

瑜伽冠军的美颜瑜伽

拜日式

功效: 拜日式是一种很有效的热身运动。练习此套动作能够舒展全身,活化脊椎,促进周身血液循环。清晨起床后做拜日式,有助于提高一天的代谢水平。

② **做法:** 吸气,上半身缓缓向后仰,收紧臀部,同时双臂向后伸直,体会脊柱舒展的感觉。

① **做法:** 双脚并拢直立,双手于胸前合十,腰背挺直,呈山式站立,深呼吸两次。

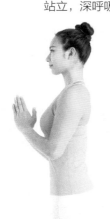

③ **做法:** 呼气,身体慢慢向前弯,尽量让脸部靠近小腿,双手抱住脚跟,前额触碰到小腿。

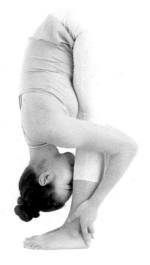

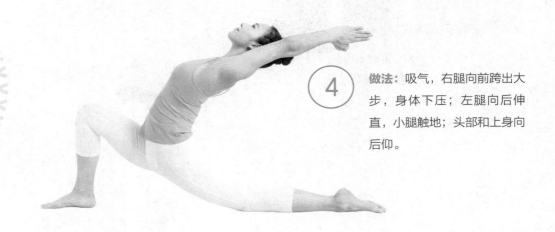

做法： 吸气，右腿向前跨出大步，身体下压；左腿向后伸直，小腿触地；头部和上身向后仰。

做法： 呼气，双手撑地，右腿向后迈，脚尖着地，整个身体保持一平面，呈俯卧撑状。

做法： 吸气，双手于身体两侧撑地，下巴着地，同时，胸部也着地，臀部翘在半空，双膝着地，保持数秒。

瑜伽冠军的美颜瑜伽

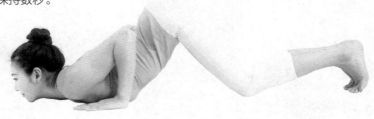

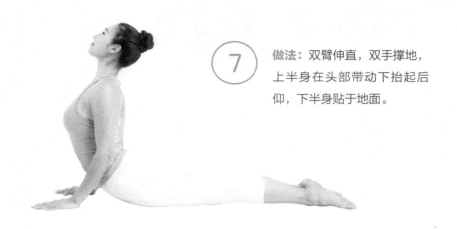

⑦ 做法： 双臂伸直，双手撑地，上半身在头部带动下抬起后仰，下半身贴于地面。

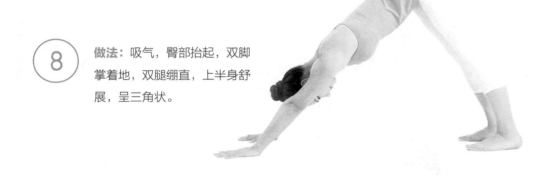

⑧ 做法： 吸气，臀部抬起，双脚掌着地，双腿绷直，上半身舒展，呈三角状。

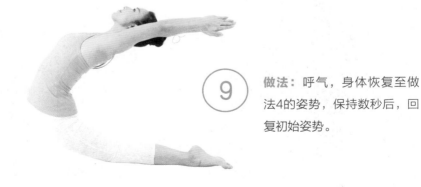

⑨ 做法： 呼气，身体恢复至做法4的姿势，保持数秒后，回复初始姿势。

PART 03

瑜伽排毒放大招

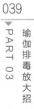

眼镜蛇扭转式

功效： 此动作不仅锻炼胸部，强健心肺功能和柔软脊椎，还可以强健背部的肌肉和韧带，促进背部血液循环，而抬起上半身左右扭转的动作最大限度地拉伸了腰腹部肌肉，使附近肌肉群得到充分锻炼和延伸，至身体还原时，血液涌向双肾，还能加强肾脏和生殖器官的功能。

① 做法： 俯卧，双腿打开，双手手掌放在胸腔两侧的地面上。吸气，用双臂的力量撑起上半身，腰背挺直，目视前方。

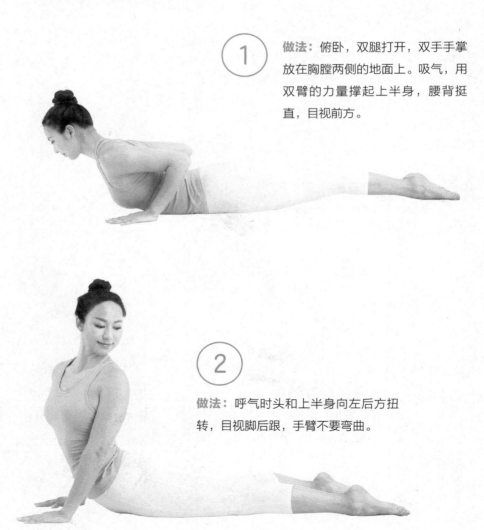

② 做法： 呼气时头和上半身向左后方扭转，目视脚后跟，手臂不要弯曲。

瑜伽冠军的美颜瑜伽

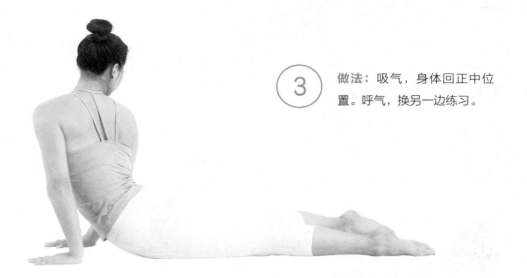

③ **做法：** 吸气，身体回正中位置。呼气，换另一边练习。

④ **做法：** 放松，身体恢复至初始姿势。

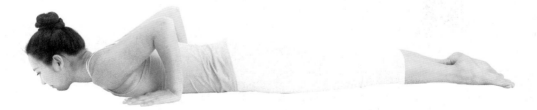

上犬式

功效：增强内脏器官功能，洁净肺部。愉悦心情，排忧除烦，增强自控力。

①

做法：俯卧，双腿向后伸直，脚背放松贴地，双脚分开与臀部同宽。双手十指张开，手掌平贴在胸部两侧地板上，指尖朝正前方。

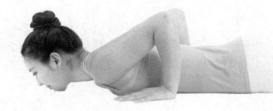

②

做法：用双臂的力量支撑起身体，保持2~3次呼吸。

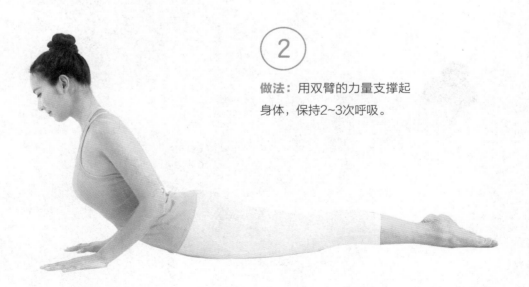

瑜伽冠军的美颜瑜伽

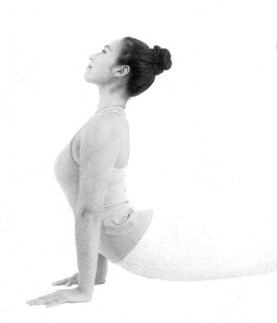

③

做法： 慢慢吸气，用背部力量将脊椎拉起，伸直双臂，用手臂力量辅助，尽量将背部打直，脊柱向后方伸展。同时将两腿绷直，抬离地面，伸直两膝。下巴抬高向上看，停留做3~6次深呼吸。

④

做法： 呼气，原路返回，身体放松。

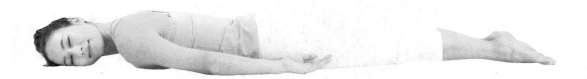

Tips 重量均匀放在两手臂和两脚掌上，尽量保持好身体离开地面，呼气时头尽可能再次向后仰。颈椎有问题者，不要将头后仰。

顶峰式

功效： 帮助塑造臀部曲线，促进血液流向大脑，迅速缓解脑部疲劳，调节沮丧情绪。

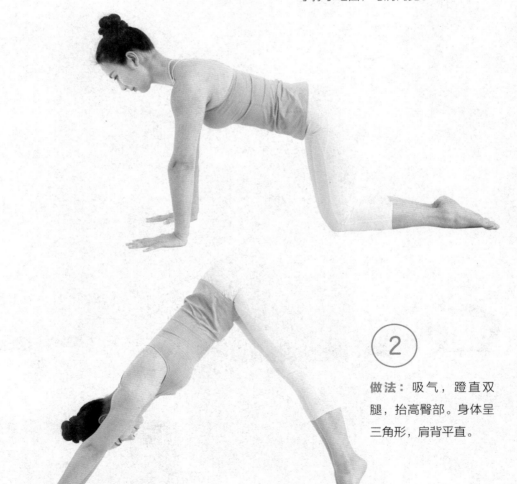

① **做法：** 取跪姿，双脚并拢，双手撑于地面，与肩同宽。

② **做法：** 吸气，蹬直双腿，抬高臀部。身体呈三角形，肩背平直。

瑜伽冠军的美颜瑜伽

③ 做法：呼气，双脚掌尽量平放地面，眼看脚，正常呼吸5~10次。

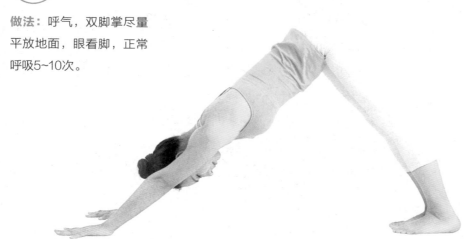

④ 做法：恢复双手、双膝着地的跪姿。

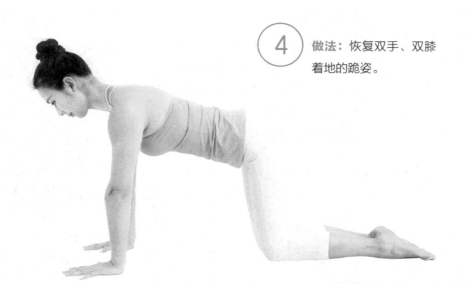

Tips 练习时可以弯曲膝盖，呼气时脚跟尽量向下压，双腿尽可能伸直，后脚掌着地。

瑜伽排毒放大招

三角伸展式

功效：减少腰部赘肉，收紧腰、腹部，柔软身体侧面。

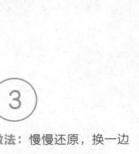

做法：双腿分开，双臂侧平举，吸气。

做法：呼气，上身缓缓向右侧弯曲，到极限后，右手扶小腿或脚跟，左臂尽量向上伸直。尽量保持双臂上下成一条直线，眼睛盯住左手指尖，保持10秒钟，自然地呼吸。

做法：慢慢还原，换一边再做。左右侧各做3次。

树式

功效：扩展胸部，增进深呼吸，有益于增强肺部功能。

① **做法：**站直，调整呼吸。

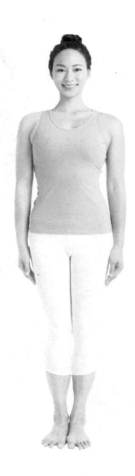

② **做法：**屈右腿，右手抓右脚踝，右脚贴于左大腿内侧。

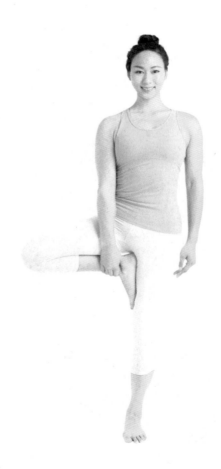

③ **做法：** 站稳后，双手合十于胸
前，吸气。

④ **做法：** 呼气，双臂缓缓向上伸
直，肩部放松，挺直脊柱，收
紧腹部，目视前方，均匀自然
地呼吸，停留30～60秒。

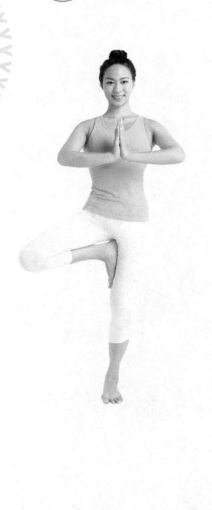

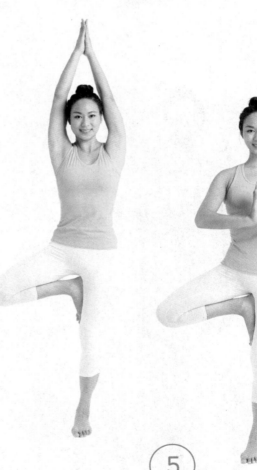

⑤

做法： 双手合十缓缓下降
至胸前，保持10秒钟。

瑜
伽
冠
军
的
美
颜
瑜
伽

猫式伸展

功效：伸展背部和肩部，有利于改善血液循环，消除酸痛和疲劳；脊椎骨得到适当的伸展，有利于增加灵活性。

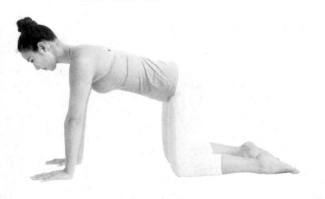

② **做法：**吸气，慢慢地将骨盆翘高，腰部下沉，背肌收紧，头部慢慢抬起，注视斜上方，保持6秒钟。

① **做法：**跪姿，头部摆正，颈部与肩背平行，臀部收紧，大腿绷直，与地面保持垂直，双臂伸直撑在肩膀正下方，与地面垂直，手指指向身体前方。

③ **做法：**呼气，放松颈部，腹部收紧，慢慢将背部向上拱起，保持6秒钟。配合呼吸，重复练习58次。

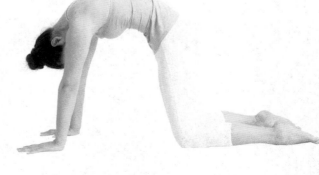

Tips 动作不要太快，也不要用力过猛。练习此式时，最容易出现肩部耸起，使颈椎、脊椎得不到充分的放松，反而可能增加肩颈压力，造成肩颈疲劳与酸痛。

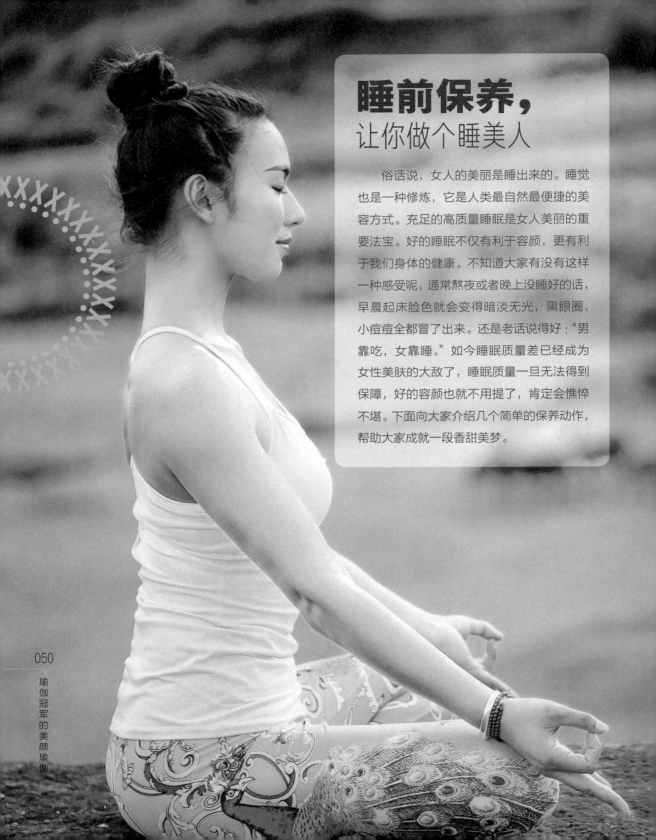

睡前保养，
让你做个睡美人

俗话说，女人的美丽是睡出来的。睡觉也是一种修炼，它是人类最自然最便捷的美容方式。充足的高质量睡眠是女人美丽的重要法宝。好的睡眠不仅有利于容颜，更有利于我们身体的健康。不知道大家有没有这样一种感受呢，通常熬夜或者晚上没睡好的话，早晨起床脸色就会变得暗淡无光，黑眼圈、小痘痘全都冒了出来。还是老话说得好："男靠吃，女靠睡。"如今睡眠质量差已经成为女性美肤的大敌了，睡眠质量一旦无法得到保障，好的容颜也就不用提了，肯定会憔悴不堪。下面向大家介绍几个简单的保养动作，帮助大家成就一段香甜美梦。

瑜伽冠军的美颜瑜伽

下犬式

功效： 锻炼腰背的肌肉群，美化背部线条；缓解肩胛骨的僵硬，改善关节炎；增加对上半身躯干及头部的血液供应量，恢复脑细胞及脑部的活力，消除疲劳。

② **做法：** 呼气，身体从地面抬起。手臂伸直向前推，抬起臀部，头部朝着脚的方向移动，注意头不要碰地。肘部伸直，伸展背部。腿部绷直，膝盖不要弯曲，脚后跟下压，双脚微微分开，脚趾朝向前方。保持该体式，深长地呼吸。

① **做法：** 双腿并拢跪立，身体前倾使双手撑地，手指伸直指向前方，大腿与小腿垂直，脚趾弯曲点地。

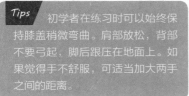

Tips 初学者在练习时可以始终保持膝盖稍微弯曲。肩部放松，背部不要弓起，脚后跟压在地面上。如果觉得手不舒服，可适当加大两手之间的距离。

③ **做法：** 放低身体轻柔地回到地面上，放松身体。

脊柱扭动式

功效： 能有效拉伸腰部的肌肉，加速腰部的血液循环，使背部肌肉群更富弹性。这种体式还按摩了腹部器官，能促进消化与排泄，并使胰脏活动增强，使身体呈现健康的状态。

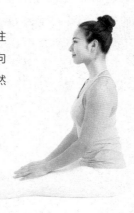

①做法： 坐立，脊柱挺直，双腿并拢向前伸直，双手自然放于膝盖上。

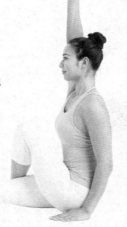

②做法： 左腿跨过右膝平放在地板上，左脚后跟收至右臀处，右手上举；吸气，后背挺直。

Tips 练习时腰背要保持挺直。

③做法： 呼气，上身向左后方扭转，臀部不要离地，右手放在左臀处，左手向后撑地，保持此姿势几秒钟后恢复至初始动作。

瑜伽冠军的美颜瑜伽

站立背部伸展式

功效： 充分伸展背部，放松背部肌肉，紧致后腰整体曲线；腰腹紧贴大腿，整个脊椎能得到伸展，有利于滋养脊柱神经。

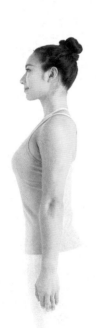

①

做法： 站立，吸气，双腿伸直并拢，双臂自然垂放于体侧。

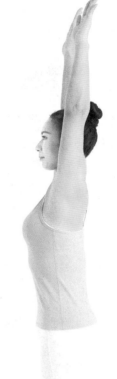

② **做法：** 双手高举过头顶，掌心向前。

③ **做法：**吸气，向前弯腰，手臂带动身体向前倾，同时保持脊柱的伸展和双腿的笔直。

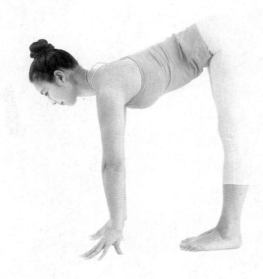

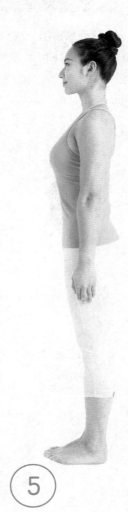

④ **做法：**呼气，双手掌心缓缓触地，与双脚脚踝保持平行。脸部靠近小腿，保持数秒。

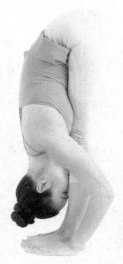

⑤ **做法：**呼气，身体恢复到基本站姿。

Tips 练习过程中，双腿要始终垂直于地面，重心放在前脚掌上，以帮助腰腹部肌肉更好地向下伸展。

瑜伽冠军的美颜瑜伽

蜥蜴式

功效： 舒缓背部的僵硬和紧张，消除背部多余的脂肪。还能促进脊柱的血液循环，纠正驼背，美化肩部线条。

① 做法： 俯卧在地板上，吸气，手肘弯曲，左右手交叉握住另一侧手肘，双手向前移动，手肘靠在地面上，上身向前倾。

② 做法： 呼气，手肘尽量向前滑动，直到胸部贴着地面。

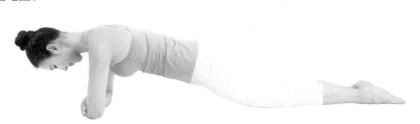

③ 做法： 下身上抬，臀部向上翘起，大腿与小腿垂直，背部呈直线。保持平衡呼吸，保持此姿势15秒钟，然后放松全身，回到初始动作。

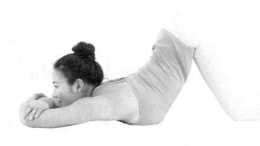

Tips 移动身体时，大臂肌肉始终保持收紧，重心移至胸部。

坐广角式

功效：可以伸展大腿内侧的肌肉，增加其柔韧度，减少腿部的脂肪堆积。臀部的关节充分打开，能纠正骨盆歪曲。

① **做法：**取坐姿，双手放在两腿上，腰背挺直，眼望前方。根据身体的柔韧度尽量打开双腿，尽量使膝盖及脚趾朝上，双手放于膝盖上。

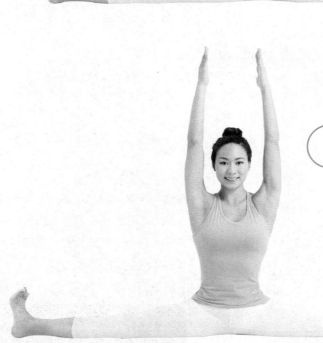

② **做法：**吸气，举起双臂，两手掌平行相对，手指指向天花板。

瑜伽冠军的美颜瑜伽

做法： 在步骤2的基础上，身体缓缓向前倾，手臂向前伸直。

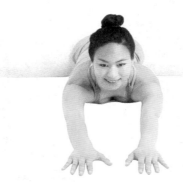

做法： 一边呼气，一边由骨盆带动，将上身继续向前伸展。先是腹部，然后是胸部，最后下巴贴在地板上。整个过程脊柱必须保持挺直。保持这个姿势4~12次呼吸或更久，练习时以感觉放松为限度。

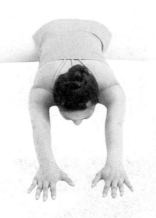

Tips 初学者可适当减小两腿之间的距离，放松大腿内侧的韧带，有拉伸的感觉就好。

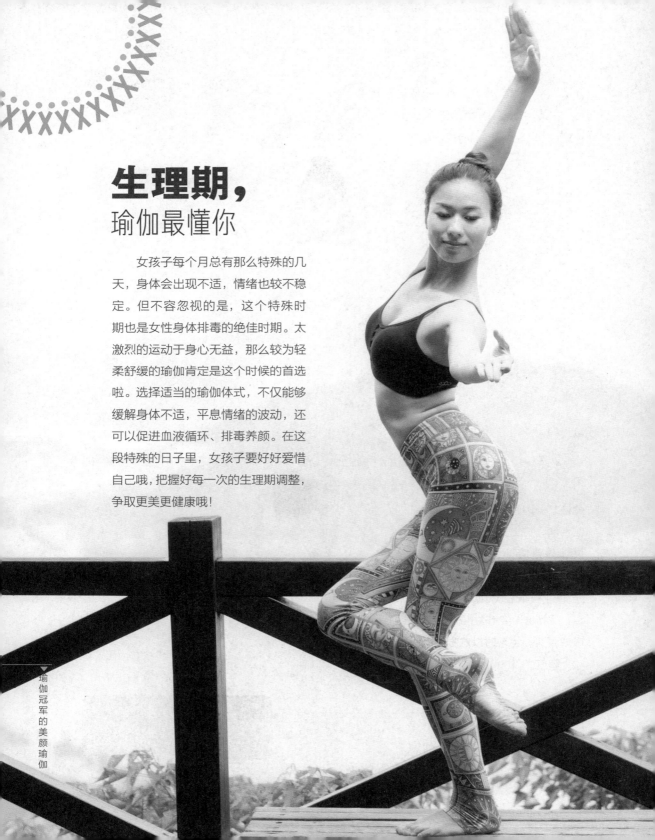

生理期，
瑜伽最懂你

　　女孩子每个月总有那么特殊的几天，身体会出现不适，情绪也较不稳定。但不容忽视的是，这个特殊时期也是女性身体排毒的绝佳时期。太激烈的运动于身心无益，那么较为轻柔舒缓的瑜伽肯定是这个时候的首选啦。选择适当的瑜伽体式，不仅能够缓解身体不适，平息情绪的波动，还可以促进血液循环、排毒养颜。在这段特殊的日子里，女孩子要好好爱惜自己哦，把握好每一次的生理期调整，争取更美更健康哦！

瑜伽冠军的美颜瑜伽

束角式

功效： 可以缓解体内内分泌失调造成的痛经，束角式可以伸展到骨盆等部位，能够强化生殖器官功能，调节经期不适。

做法： 吸气，气息提到胸部；呼气，双肘弯曲身体下沉。小臂尽量贴至地面，保持这个动作几秒，呼气放松。

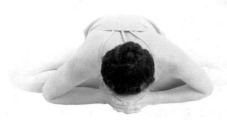

做法： 吸气，抬起上身，呼气，双手扶住双膝，将双膝并拢，背部向上延伸保持均匀的呼吸。

① **做法：** 双脚脚心相对，双手扶住脚尖，后背直立，双膝尽量展开贴地。

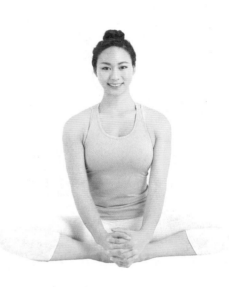

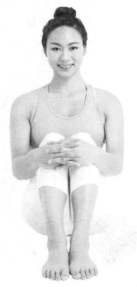

瑜伽排毒放大招

前伏式

功效： 练习前伏动作时，可以收缩腹部肌肉，强化生理功能，预防经期失调。

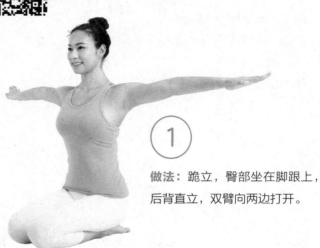

①

做法： 跪立，臀部坐在脚跟上，后背直立，双臂向两边打开。

②

做法： 吸气，胸部挺起；呼气，身体向下沉。双手贴在地面上，将胸腹部贴在大腿上，保持自然呼吸。

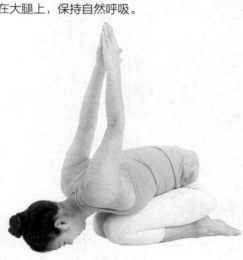

③

做法： 双手抬起，背后合掌，双手手臂向上延伸并尽量向上拉。吸气，挺胸抬头；呼气，低头，自然放松。

Tips 练习此式时，双手向后拉的动作要做到位才能更好地刺激到腰附近的经络穴位。

瑜伽冠军的美颜瑜伽

卧英雄式

功效： 帮助我们缓解疲劳，解决经期各种不适。伸展和强壮腹部器官和骨盆区域。

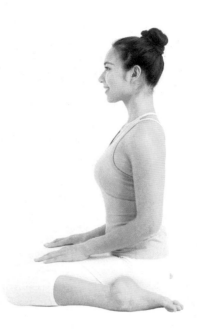

①

做法： 保持跪坐的姿势，将双膝合拢，放开双脚，使臀部安放在两只脚的中间。放松身体，进行呼吸。

②

做法： 呼气，上身向后慢慢仰并向下躺。先将一肘放在地上，然后另一肘落地。

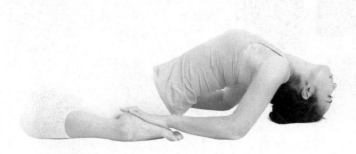

③

做法： 让头顶顶住地板，弯曲背部（如果头顶不能顶在地面上，可以两肘撑地）。

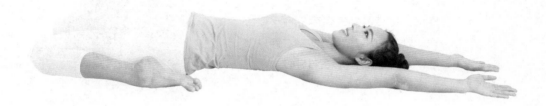

④ **做法：** 慢慢放下身体和双臂，上身平躺。举双手，往头后伸展，保持肩胛骨着地。尽量长久保持此姿势，深呼吸。

⑤ **做法：** 两臂收回体侧。呼气，用双肘支撑自己坐起来。

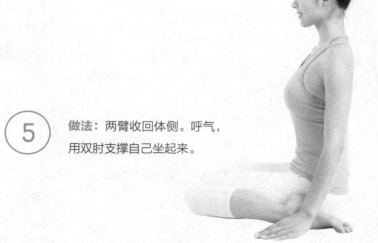

坐角式

功效： 可以缓解痛经，控制和调节月经流量。

做法： 坐立，双腿向前伸直，双手置于双膝上，腰背挺直，目视前方。

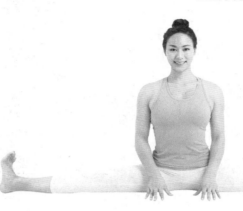

做法： 吸气，双腿左右分开，成"一"字形，双臂自然置于身体前方。

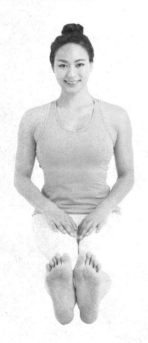

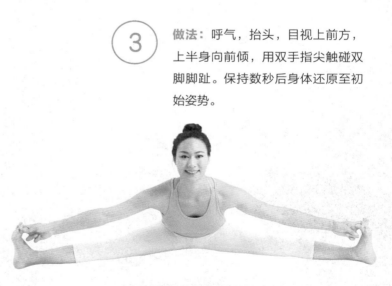

做法： 呼气，抬头，目视上前方，上半身向前倾，用双手指尖触碰双脚脚趾。保持数秒后身体还原至初始姿势。

Tips 坐骨神经痛的患者在练习这种体式时要慎重和轻柔缓慢，如有任何不适请立即停止。

瑜伽排毒放大招

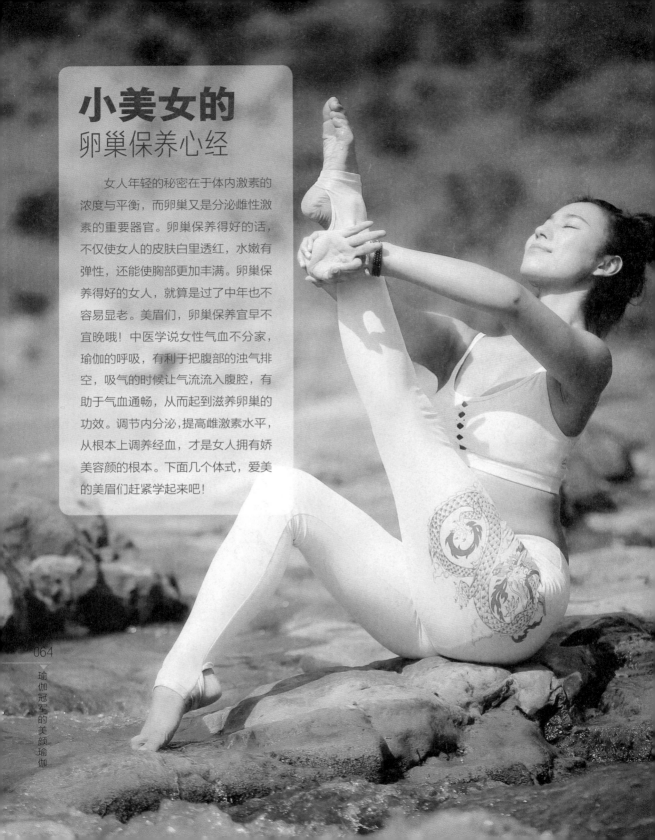

小美女的
卵巢保养心经

　　女人年轻的秘密在于体内激素的浓度与平衡，而卵巢又是分泌雌性激素的重要器官。卵巢保养得好的话，不仅使女人的皮肤白里透红，水嫩有弹性，还能使胸部更加丰满。卵巢保养得好的女人，就算是过了中年也不容易显老。美眉们，卵巢保养宜早不宜晚哦！中医学说女性气血不分家，瑜伽的呼吸，有利于把腹部的浊气排空，吸气的时候让气流流入腹腔，有助于气血通畅，从而起到滋养卵巢的功效。调节内分泌，提高雌激素水平，从根本上调养经血，才是女人拥有娇美容颜的根本。下面几个体式，爱美的美眉们赶紧学起来吧！

瑜伽冠军的美颜瑜伽

金刚伸展式

功效： 这个体式的练习可以增强骨盆及放松坐骨神经，经常锻炼可以增加子宫、卵巢四周的肌肉弹性，清理和排除生殖系统的毒素，刺激激素正常分泌。

① **做法：** 双腿并拢，臀部坐在脚跟上，双手放在膝盖上。

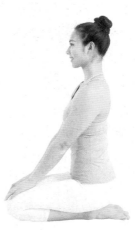

② **做法：** 吸气，双手向上抬起，手指尽量向上延长。

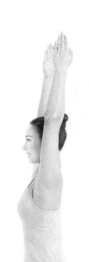

③ **做法：** 呼气，身体向下伏地，手臂与身体始终保持在一个平面上。

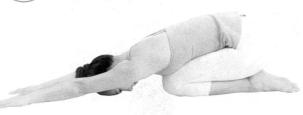

④ **做法：** 吸气，起身，手臂向上延长，呼气放松。

Tips 每个动作做到自己的极限即可，不必勉强。

蝴蝶式

功效： 锻炼骨盆，促进血液循环，活血化瘀，保养子宫。也有助于减少经期的不良反应。孕妇经常练习这个体式，有助于顺利分娩。

做法： 臀部坐于地面上，两脚掌相对，双膝向两侧打开。双手交叉抱双脚。脚跟尽量接近会阴。脊背舒展，双肩下沉，束角式保持。

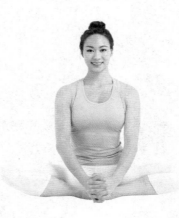

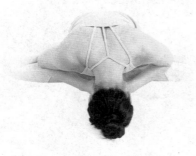

做法： 呼气，以腰部为支点，身体前倾，慢慢使整个上体和前额尽量贴近地面，保持深腹式呼吸4~8次。

做法： 吸气，以腰部为支点，慢慢抬起整个背部，伸直脊柱，放松。

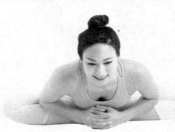

瑜伽冠军的美颜瑜伽

手抱腿式

功效： 帮助舒展髋关节，促进骨盆血液循环，增强肌肉的弹性，使其保持健康。保养子宫，调理月经，保养卵巢。

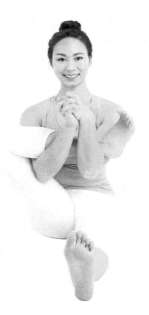

① **做法：** 臀部坐于地面上，将右脚放于右肘内。双手在右小腿前交叉抱腿。

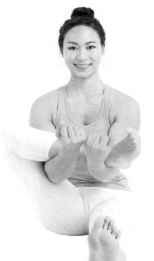

② **做法：** 吸气，腰背舒展，呼气，双手抱小腿贴近胸部。小腿尽量平行于地面。

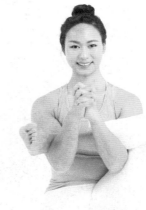

③ **做法：** 保持呼吸6~10次，而后换另一侧。

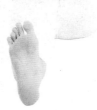

祈祷式

功效：促进骨盆区域的血液循环，保养子宫，治疗痛经。有利于缓解手脚寒凉、腰酸等症状。

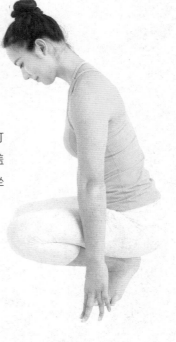

① **做法：**蹲在地面上，双脚掌向两侧打开，脚跟离地，双脚脚跟相对。膝盖向两侧打开，腰背舒展向上，臀部坐在脚跟上，会阴向下垂直于地面。

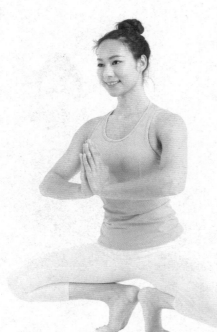

② **做法：**双手合掌于胸前，双肩下沉，保持呼吸6~10次。

虎式加强式

功效： 保养生殖器官，有很好的排毒作用。减少大腿、臀部脂肪堆积，也是产后妇女极好的恢复身材的体式。

① **做法：** 双膝跪地，大腿垂直于地面，小腿、脚背贴地。双臂分开与肩同宽，垂直于地面，双手掌撑地，腰背平行于地面。

② **做法：** 吸气，右腿向后上方伸展，臀肌收紧。抬头，眼睛看前方。

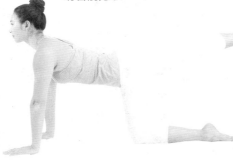

③ **做法：** 呼气，屈右膝，左手抓右脚脚背。左臂和右腿向上拉伸。

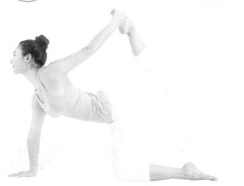

④ **做法：** 保持呼吸6~10次，放松后换另一侧。

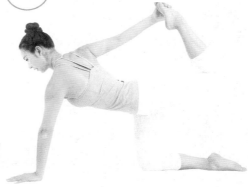

小腹上伸式

功效： 能直接刺激女性性器官，提高女性激素的分泌，保持年轻状态。

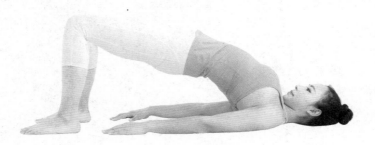

①

做法： 仰卧，双腿曲膝打开与肩同宽，保持自然呼吸。吸气，臀部尽量向上抬起。始终保持臀部收紧，双手伸直放置背后的地面。

② **做法：** 吸气，左腿抬起，左脚尖点右膝盖上，保持臀部向上，手托住腰，自然呼吸，保持8~10秒。

③ **做法：** 将左脚向上抬起，尽量向上伸展，眼睛看向左脚脚尖，保持姿势5秒。

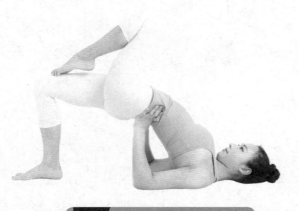

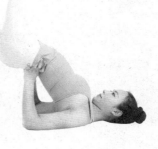

Tips 保持重心平稳，把注意力集中在腹部。

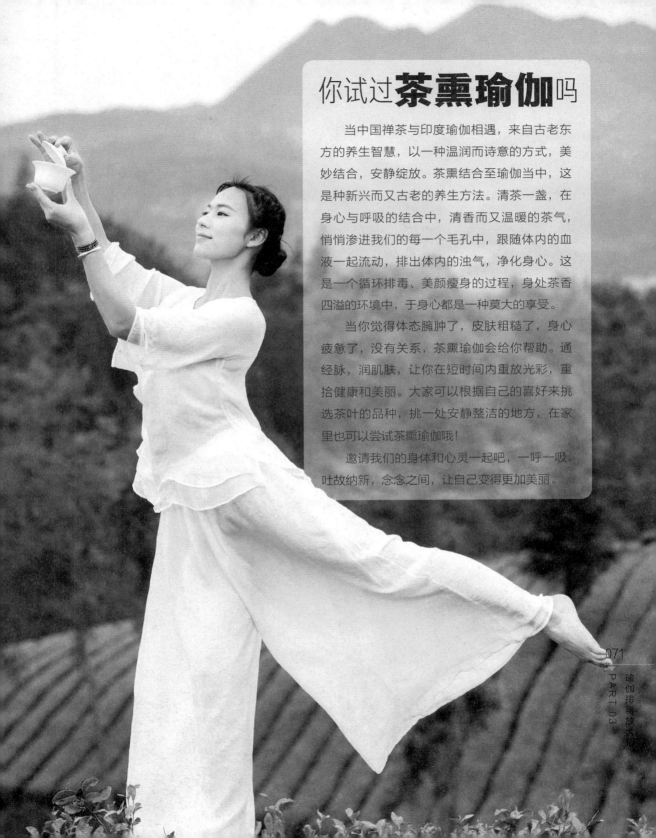

你试过**茶熏瑜伽**吗

当中国禅茶与印度瑜伽相遇，来自古老东方的养生智慧，以一种温润而诗意的方式，美妙结合，安静绽放。茶熏结合至瑜伽当中，这是种新兴而又古老的养生方法。清茶一盏，在身心与呼吸的结合中，清香而又温暖的茶气，悄悄渗进我们的每一个毛孔中，跟随体内的血液一起流动，排出体内的浊气，净化身心。这是一个循环排毒、美颜瘦身的过程，身处茶香四溢的环境中，于身心都是一种莫大的享受。

当你觉得体态臃肿了，皮肤粗糙了，身心疲惫了，没有关系，茶熏瑜伽会给你帮助。通经脉，润肌肤，让你在短时间内重放光彩，重拾健康和美丽。大家可以根据自己的喜好来挑选茶叶的品种，挑一处安静整洁的地方，在家里也可以尝试茶熏瑜伽哦！

邀请我们的身体和心灵一起吧，一呼一吸，吐故纳新，念念之间，让自己变得更加美丽。

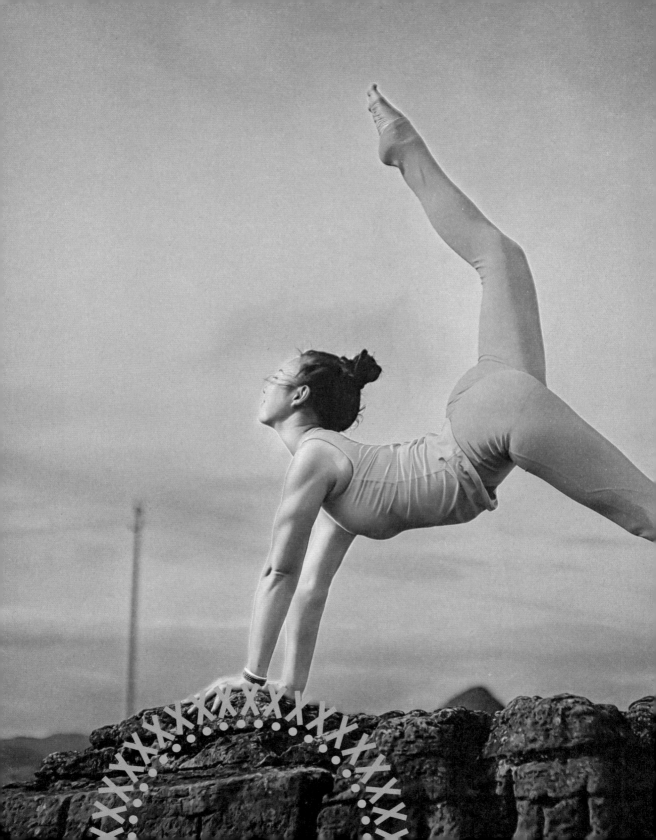

清除内毒，
瑜伽令你一身轻

皮肤是身体内在环境的外部表现，外在容颜，真正需要的不是脂粉的遮盖，而是健康的滋润。内脏与身体外貌，其实是互为因果的。五脏六腑正常运转，通过经络，使气血散布到体表滋养皮肤，自然就能够轻松拥有红润好气色。 想要清除身体内的毒素，不妨抽出些时间来练习瑜伽吧！虽然有点辛苦，可是只要我们持之以恒，不仅身材会越来越窈窕，身体也会更加轻盈哦！

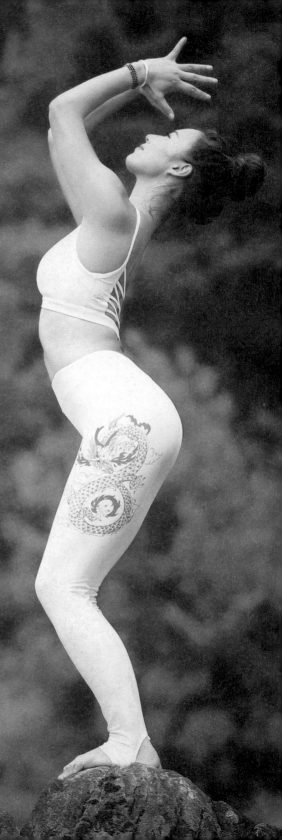

清洁
我们的呼吸系统

　　我们总是在忙着关注身体外在的美丽，却忽略了内在的健康。有多久，我们没有好好深呼吸一次了？有多久，我们没有好好沉醉于郊外清新的空气了？呼吸是我们每天的必修课，呼吸也是生命的标志。我们人体的呼吸道一般比较狭长弯曲，空气污染等诸多因素使得我们的呼吸道受到了不同程度的伤害。大多数女性的呼吸都比较浅，而呼吸的深浅是直接影响我们容颜的。肺主呼吸，下面几种瑜伽体式，有利于增强肺功能，能够清除肺部新陈代谢残留下来的废弃物。当我们的呼吸变得沉静悠长，我们的心情也就越加平淡安宁，皮肤也就越加细腻润泽哦！

鸵鸟式

功效： 伸长颈部的动作有助于消除颈部细纹，从而起到美化和拉长颈部的作用。

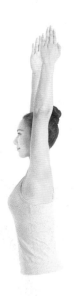

① **做法：** 双脚分开站立，保持与肩同宽。吸气，尽量挺拔上身，将重心放于双脚脚掌上。

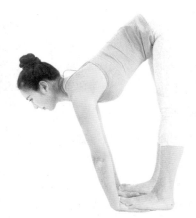

② **做法：** 呼气，上身俯身向下，双手放于脚尖处。保持腿部绷直，眼睛望向前方，臀部向上挺。

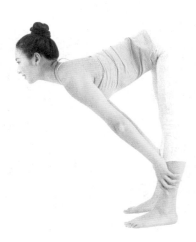

③ **做法：** 调整好呼吸，双手握住小腿，然后身体慢慢恢复至初始动作。

简易鳄鱼式

功效： 有助于除去身上多余脂肪，强健全身肌肉，重塑身体曲线。同时有助于清洁呼吸系统，调节平衡体内各系统功能，增强免疫力，驱除体内废气。

① **做法：** 俯卧，双肘撑地，双手托住下巴。

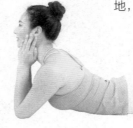

② **做法：** 双掌平放在胸前两侧，两肘紧靠身体，指尖朝前。呼气，收紧腹部，撑起身体离地，使用双肘及脚尖支撑身体。维持此姿势3~6次深呼吸。

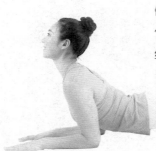

③ **做法：** 吸气，慢慢将全身放回地面，侧脸颊贴地休息。

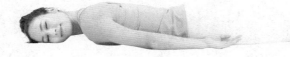
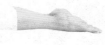

英雄式

功效： 该体式可以使手臂得到充分的伸展，放松肩关节，缓解肩颈部肌肉酸痛；伸展背阔肌，扩展胸肌，能促使女性胸部的再次发育。

① **做法：** 吸气，跪立，双膝并拢，臀部坐在双脚之间的地上，双臂自然垂放于体侧，目视前方。

② **做法：** 呼气，右臂高举过头，屈肘，右肘肘尖放在头顶后方，右手掌心贴背。

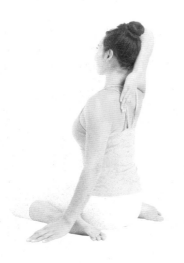

③ **做法：** 向后弯曲左臂，左掌向上伸展，右掌向下拉伸，使左右手于背后上下相扣。自然呼吸，保持数秒。

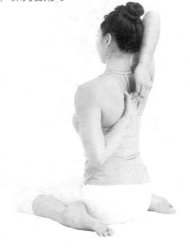

Tips 如果不能使双手在背后完全交握，不必勉强，让双手互相触碰即可；若膝盖较僵硬或疼痛而不能坐于双脚间，可以并拢双脚坐于双脚后跟上，脊柱要保持挺直。

鹤禅式

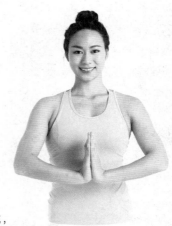

功效：舒缓紧张不安的情绪，使身心得到极大的放松，增强心肺功能，加强人体的平衡与协调能力。

做法：站立，双腿伸直并拢，腰背挺直，双手于胸前合十，眼睛平视前方。

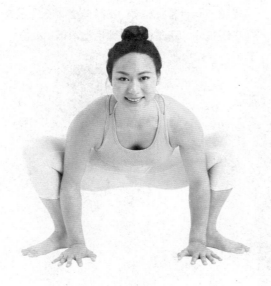

做法：双腿稍微分开，身体缓缓往下蹲，双肘张开，双臂放于膝盖内侧。

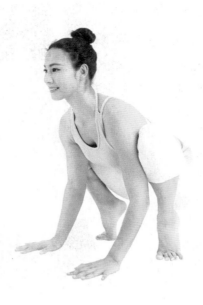

③

做法： 吸气，手臂下垂，手掌贴地，并用力将双膝撑开，脚跟抬起，眼睛平视前方。

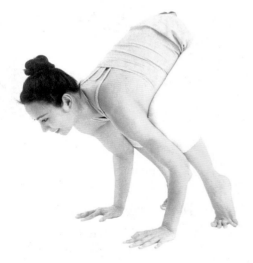

④

做法： 呼气，身体向前倾，双肘贴合双膝，膝盖抵住两侧腋窝，臀部翘起，将身体的重量落在手掌和脚尖上。

⑤

做法： 吸气，将背部和臀部向上伸展，顺势抬起双脚离开地面，以手臂的力量支撑身体，呼气，保持此姿势10秒钟，然后再缓缓放下双脚，放松全身。

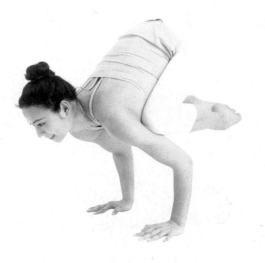

眼镜蛇式

功效： 此式能刺激腹部，使腹部肌肉收缩和紧绷，还能促进背部血液循环，缓解背部、肩部及脚踝处的僵硬。另外，通过上腹部区域的伸展，缓解膈的压力，改善呼吸。

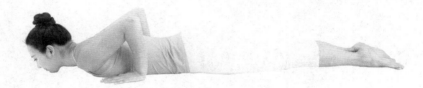

①

做法： 俯卧，双脚伸直并拢，脚背贴近地面，下巴触地。手肘弯曲，双手放于肩膀下方。

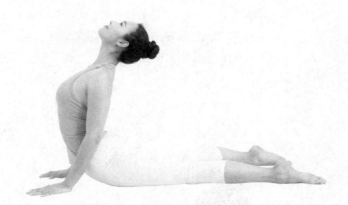

②

做法： 吸气，双臂伸直，上身离开地面，保持腹部以下的部位贴着地面。吸气，将下颌慢慢抬高，头部后仰，眼睛看向上方。

③ **做法：** 保持平稳呼吸，放松身体。

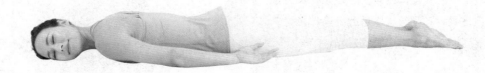

婴儿放松式

功效：有利于增强心肺功能，缓解不良情绪和消除疲劳，提升精气神，使人的内心变得平静。

做法：取金刚坐姿，腰背挺直，双手放在大腿上，眼睛平视前方，保持平稳呼吸。

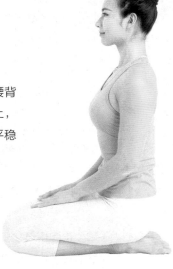

2

做法：深深地吸气，吸气时，上半身向前倾，使胸部和腹部贴合大腿，一侧脸颊贴在地面上。双臂自然放于身体两侧。保持姿势1~3分钟，放松身心。然后再重复练习此套动作。

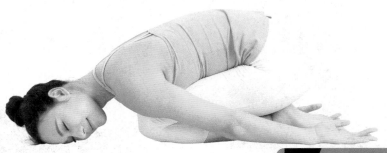

Tips 孕妇或膝盖受伤的人不要练习此体式。

做个
面色红润的美女吧

　　容光焕发，面色如桃花般红润是每个女孩子所期盼的。《红楼梦》里有云：女人是水做的骨肉。其实从中医养生的角度来讲，说女人是"血"做的骨肉似乎更为恰当。气血不足在身体上的一个显著表现便是肌肤干涩，头发枯黄。当气血充足，血液循环顺畅，面色自然就红润起来了。肝脏作为人体最大的解毒器官，无疑起着很关键的作用。然而肝脏并不能一直保持很高的效率，它的解毒能力会受到年龄、营养状态、遗传条件等因素的影响，如果肝脏的解毒能力下降，毒素首先会在肝脏内积累，所以促进肝脏排毒很重要哦！下面推荐几种很靠谱的瑜伽体式，排出肝脏内的毒素，还你红润好气色。

瑜伽冠军的美颜瑜伽

半鱼王式

功效： 柔软强健脊柱，帮助调节内分泌，可以调整女性的生理周期。

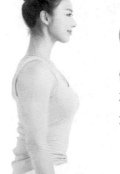

① **做法：** 坐在地板上，屈左膝，左脚脚跟靠近右大腿外侧，右腿伸直。

② **做法：** 深呼吸，屈右膝，右脚跨过左腿，放于左膝外侧。

③ **做法：** 深呼吸，向右转体，左肘放于右膝外侧。右手放在地上，保持3~5次腹式深呼吸。吸气，放松回到初始姿态。

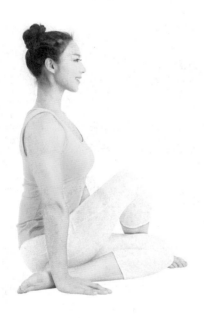

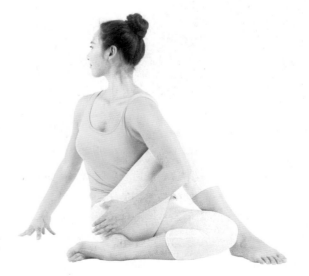

Tips 有高血压、低血压等症状者以及处在怀孕及月经期间的女性不宜做此动作。

圣光调息

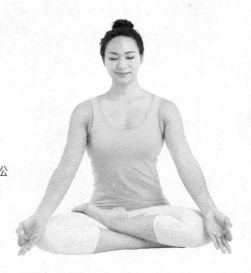

功效: 此动作能使头脑变得清晰,还可以清洁鼻腔;增强肝脏功效,使体内毒素排出。

1 **做法:** 以舒适的坐姿坐好,闭上双眼,调整呼吸,放松身心。

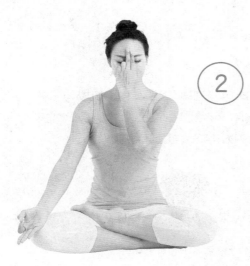

2 **做法:** 伸出左手,将食指、中指放于眉心处,大拇指、无名指放于鼻翼两侧,用左鼻孔做腹式呼吸,完成10次完整呼吸后,深深地吸气,关闭两鼻孔,屏气3~5秒后放松手指,用喉咙缓慢地呼气。然后用无名指盖住左鼻孔,重复练习。

3 **做法:** 最后一次呼气,尽量呼出双肺部的空气,关闭两侧鼻孔,做长久的屏气之后恢复正常的呼吸,完成一次练习。然后再换方向做练习。

跪姿舞蹈式

功效： 扩展胸部，帮助排出内部脏器中的浊气，净化血液。使腿部得以拉伸，矫正体态。

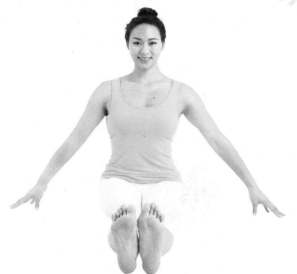

①

做法： 坐立，双腿伸直并拢，双手置于身体两侧。

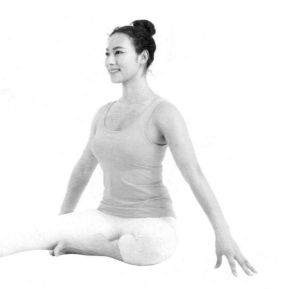

②

做法： 左脚弯曲，左脚掌紧贴右大腿内侧，眼睛凝视前方。

清除内毒，瑜伽令你一身轻

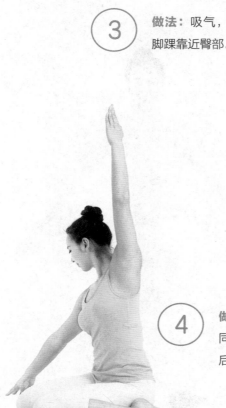

做法：吸气，双腿向后弯曲，脚踝靠近臀部。

③

做法：吸气，左臂向上伸直，同时右手撑地，将身体慢慢向后仰。

④

做法：呼气，身体向后弯曲，腰腹部收紧且带动臀部离开地面，头部转向右后侧，左手尽量向右后侧伸展。保持此动作30秒钟，呼气放松。

⑤

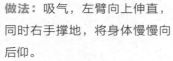

Tips 每天练习时，每回持续数秒，同时保持脊背挺直。

瑜伽冠军的美颜瑜伽

牛面式

功效： 此式能扩张胸部，从而起到调理肝胆器官、帮助肝脏正常运行的作用。还可以缓解肩部酸痛。

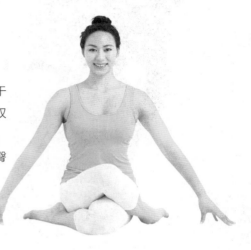

① 做法： 保持自然呼吸，取跪坐姿势，臀部坐于两脚跟上，背部挺直。呼气，上身向前倾，双手撑地，将臀部向上抬。右脚向前绕过左膝，放在左腿的外侧，使双膝叠在一起。呼气，臀部下压，回到两脚间，保持背部挺直。

② 做法： 吸气，双臂呈侧平举姿势，掌心向下。

③ 做法： 吸气，右臂垂直向上举，右手朝背部弯曲，掌心向内。呼气，左臂从后背下方朝上弯曲，掌心朝外，与右手交握，保持此姿势几秒钟，然后以同样的方法做反方向的动作。

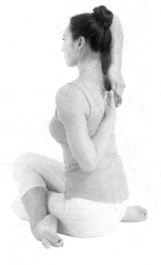

Tips 如果柔韧性不好的话不要强求两手交握，只保持头部、颈部、肩部的端正即可。

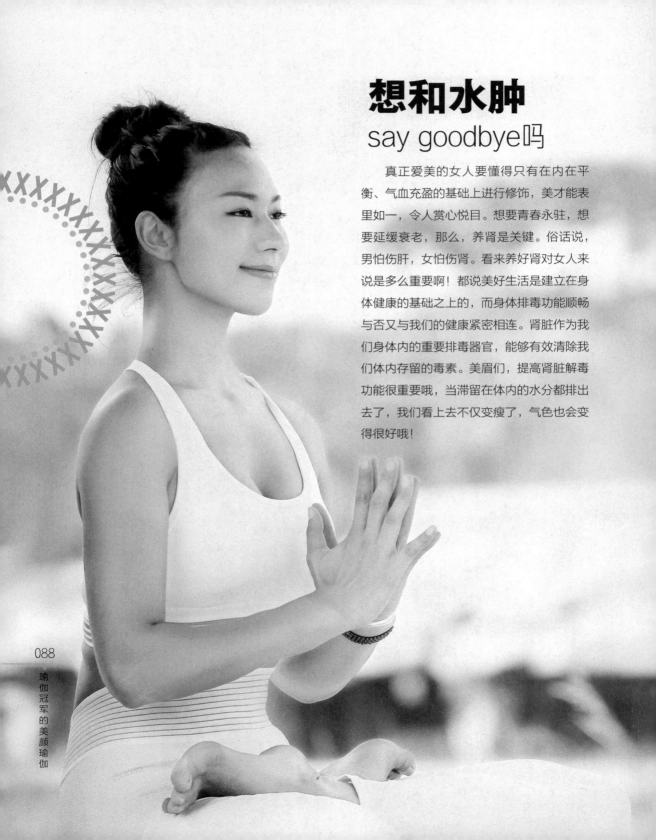

想和水肿
say goodbye吗

真正爱美的女人要懂得只有在内在平衡、气血充盈的基础上进行修饰，美才能表里如一，令人赏心悦目。想要青春永驻，想要延缓衰老，那么，养肾是关键。俗话说，男怕伤肝，女怕伤肾。看来养好肾对女人来说是多么重要啊！都说美好生活是建立在身体健康的基础之上的，而身体排毒功能顺畅与否又与我们的健康紧密相连。肾脏作为我们身体内的重要排毒器官，能够有效清除我们体内存留的毒素。美眉们，提高肾脏解毒功能很重要哦，当滞留在体内的水分都排出去了，我们看上去不仅变瘦了，气色也会变得很好哦！

瑜伽冠军的美颜瑜伽

铲斗式

功效： 这套动作可以加快血液循环，有助于改善面部水肿的现象。常做此套动作还可以缓解眼部疲劳，能使面色红润。

做法： 站立，双脚分开，脊柱挺直，双臂向上伸直，双手自然放松。

做法： 吸气，头部缓缓向后仰，身体保持直立。

做法： 呼气，上身前屈，弯腰时上身应向下方摆动，身体尽量放松。

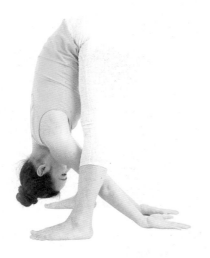

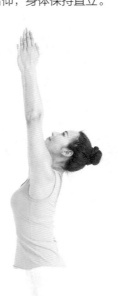

Tips 高血压患者不适合练习此套动作。

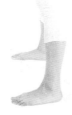

清除内毒，瑜伽令你一身轻

拐杖平衡支撑

功效： 消除侧腰、臀部外侧过多的脂肪，有助于改善双腿血液循环，强壮脊椎骨的下部区域，能使脊椎得到很好的伸展，还能刺激肾脏，增强肾脏功能。

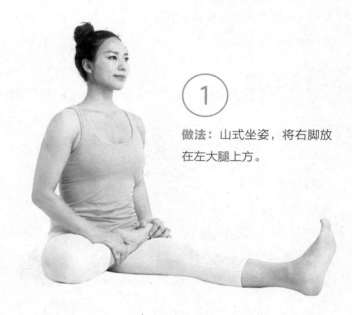

① **做法：** 山式坐姿，将右脚放在左大腿上方。

② **做法：** 吸气，屈左膝，保持2~3次呼吸。

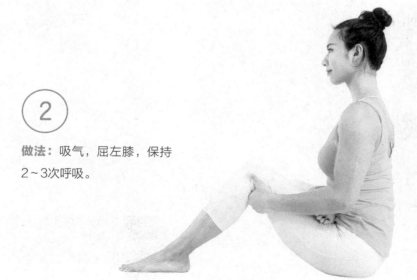

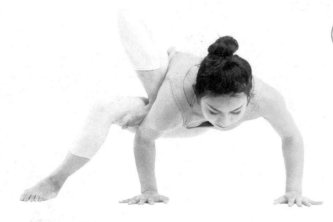

做法： 左脚触地，双手
支撑身体离开地面。

做法： 左脚抬起，左腿保
持与地面平行，保持该姿
势几秒。呼气，放松。

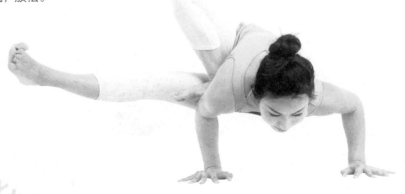

卧十字式

功效： 腹部扭转可按摩腹内脏器，有助于加强消化系统和排泄系统功能，清洁肠道，滋养肾脏，提高免疫力。

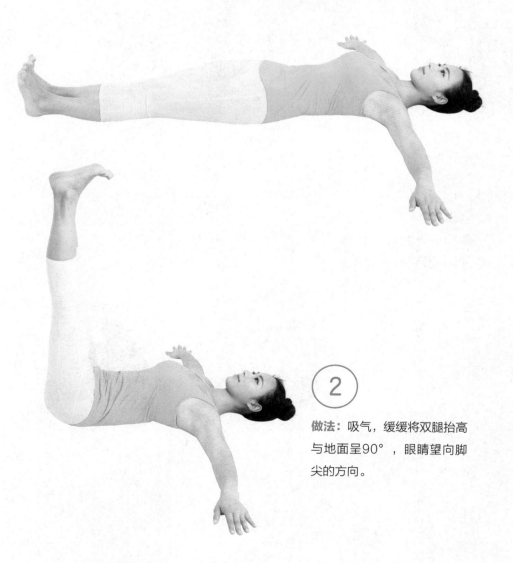

① **做法：** 仰卧，双腿伸直并拢，双臂朝身体两侧伸直，掌心朝下，保持平衡呼吸。

② **做法：** 吸气，缓缓将双腿抬高与地面呈90°，眼睛望向脚尖的方向。

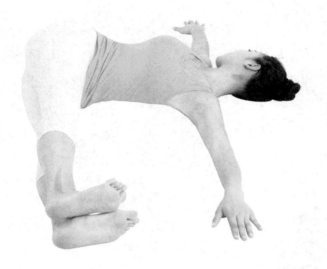

③

做法： 呼气，慢慢将双腿朝身体左侧落下，上半身保持不动，同时脸部转向右侧，手臂和肩膀都不离开地面。

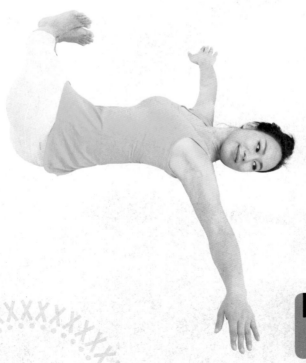

④

做法： 吸气，双腿回到正中位置。呼气，双腿缓缓向身体右侧落下，将脸部转向左侧。保持动作10秒钟后回到初始动作，再重复练习。

Tips 练习时可以弯曲膝盖，呼气时脚跟尽量向下压，双腿尽可能伸直。

清除内毒，瑜伽令你一身轻

无瑕容颜
你能抗拒吗

　　肠道在医学界有一个很艺术的名字：女人的第一张脸。意思是说，女人皮肤的好坏，很大程度上是由肠道决定的。肠道长期不通畅，就会带来便秘等一系列问题，不仅影响身体健康，还损害容颜。都说便秘的女人老得快，仔细想来，是很有道理的。试想，如果长期便秘，那么肠道内便会堆积大量毒素，而这些毒素又会反复地被肠道吸收，通过血液循环到达我们身体各个部位，最终导致皮肤粗糙、面色暗淡。把肠道清洁干净了，我们的下半身也会轻盈起来，每天练习瑜伽能帮助便便通畅哦！

　　下面几种瑜伽通过体式来改善肠胃功能，以一种更健康的方式来解决便秘、清洁肠道。姐妹们学起来吧，肠道越干净，肤色越靓丽哦！

瑜伽冠军的美颜瑜伽

半莲花扭动

功效： 清洁身体内部器官，可以帮助血液循环，去除体内废弃物和瘀血。

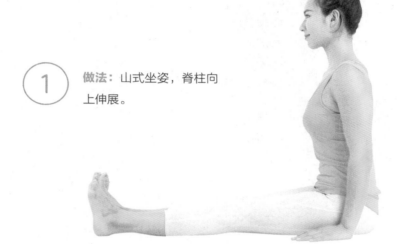

① **做法：** 山式坐姿，脊柱向上伸展。

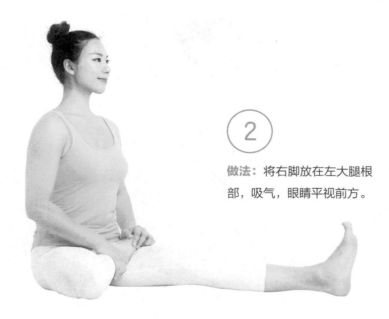

② **做法：** 将右脚放在左大腿根部，吸气，眼睛平视前方。

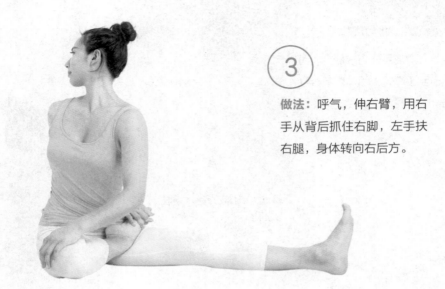

③ 做法：呼气，伸右臂，用右手从背后抓住右脚，左手扶右腿，身体转向右后方。

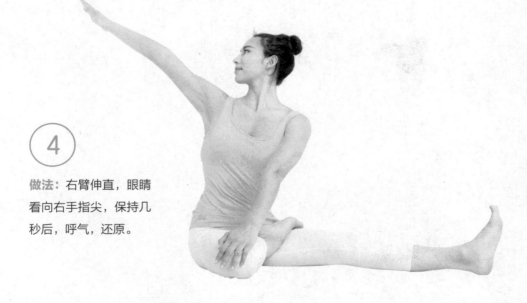

④ 做法：右臂伸直，眼睛看向右手指尖，保持几秒后，呼气，还原。

瑜伽冠军的美颜瑜伽

门闩式

功效： 舒缓后背肌肉，缓解脊柱僵硬等症状；充分活动侧腰，紧实腰腹部线条；按摩腹腔脏器，促进体内毒素代谢；刺激肾上腺，预防膀胱炎。

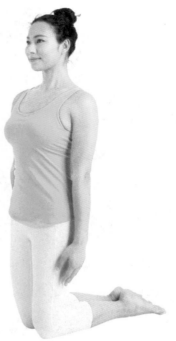

①

做法： 跪立，双膝并拢，双脚脚踝并拢，双臂自然垂放于体侧，腰背挺直，目视前方。

②

做法： 吸气，右腿伸向右方，让右脚与左膝处于同一条直线上，右脚尖指向右方，右膝不要弯曲。双臂上举，双掌于头顶合十。

③

做法：呼气，将躯干和右臂屈向右腿，左上臂贴近左耳，尽量向右侧下压，头部在双臂之间，保持数秒。

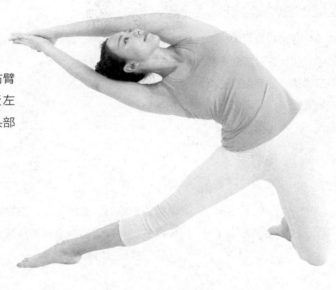

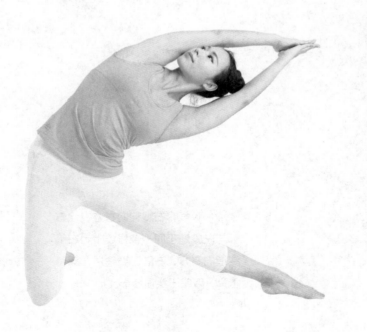

瑜伽冠军的美颜瑜伽

④

做法：呼气，身体还原，换另一侧练习。

骆驼式

功效：刺激肠胃，从而促进消化、消除便秘。同时还能清洁呼吸系统，驱除体内废气。

做法：跪立，双腿分开与肩同宽，吸气，腰背挺直。

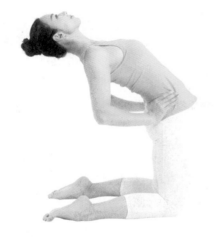

做法：双手放于后腰，呼气，身体慢慢向后仰。

做法：直到双手抓双脚，放松头部，髋部前送，脊柱向前推，尽量让大腿同地面垂直，保持数秒，自然地呼吸。

Tips 练习中应保持胸腔向上和髋部向前推送。

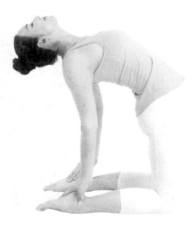

清除内毒，瑜伽令你一身轻

鹭式

功效： 按摩腹部脏器，使其受到滋养，对腹直肌和肠道有益，有助于治疗便秘，促进肠道内的毒素排出，对呼吸系统和消化系统均有益。

① **做法：** 坐姿，腰背挺直，双腿并拢伸直，左腿屈膝，大小腿内侧紧贴，左脚置于臀部旁边，脚背贴地。双手置于身体两侧，手指尖着地。

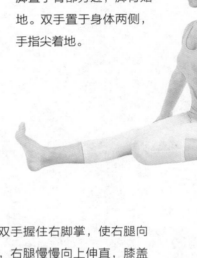

② **做法：** 吸气，双手握住右脚掌，使右腿向上抬起。呼气，右腿慢慢向上伸直，膝盖和脚尖绷直。

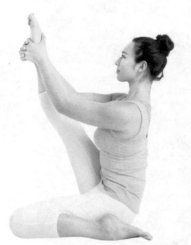

③ **做法：** 双手抱住右脚踝尽量向身体靠拢，使头部、胸部、腹部贴近大腿和小腿。保持此姿势10秒钟后慢慢将腿放回原位，换另一侧进行练习。

瑜伽冠军的美颜瑜伽

炮弹式

功效： 此式能按摩腹内脏器，有效清除体内废气，净化周身血液，帮助肠道排出毒素，从而起到缓解便秘、排毒养颜的作用。

(1) **做法：** 仰卧，双腿伸直并拢，手臂自然放于身体两侧，掌心朝下，保持均匀呼吸。

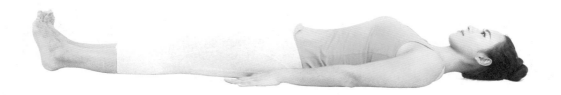

(2) **做法：** 吸气，双腿弯曲，大腿尽量靠近腹部，小腿绷直，双手环抱膝盖。

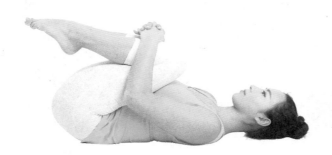

(3) **做法：** 呼气，将双腿尽量拉向身体。向上抬头，使头部和肩部离地，额头触碰到膝盖。保持姿势20秒钟，慢慢将头部放回地面，放松全身。

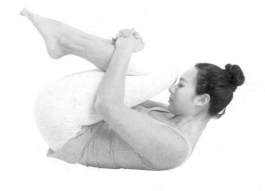

美人鱼式

功效： 此式刺激到了颈部的甲状腺，还有胸部的胸腺和腹部的胰腺等，从而能促使激素分泌，有助于调节内分泌，并能塑造颈部美丽曲线。

①

做法： 坐于地上，腰背挺直，双腿伸直，双手放于大腿上，眼睛平视前方，保持自然呼吸。

②

做法： 身体向后倾，双肘弯曲，用肘部撑于地面上，上臂尽量垂直于地面，下臂贴于地面上，双手于身体两侧贴近臀部。

③

做法： 将头、颈、背后仰，以头顶着地面，尽力伸展颈部，使下巴指向天空，然后用力反弓起腰、背。保持此姿势10秒钟后再缓缓还原动作。

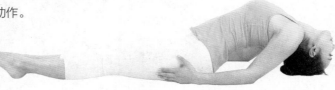

Tips 伸展的部位在背部，请勿将颈部往前凹，否则容易使颈椎受伤，十分危险。如果练习者无法将背部反弓起来，可采取仰卧的姿势，双手往头部上方伸直，手心朝上，尽量停留即可。

简易船式

功效：这个体式可以增加腹部的血液循环，能够充分按摩肠道，加快肠道蠕动，改善消化功能，有助于消灭肠胃中的寄生虫。

做法：坐立，腰背挺直，双腿伸直并拢，双手臂自然展开垂于体侧，手指触地。

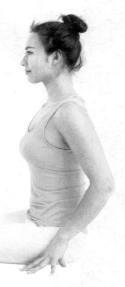

做法：吸气，双臂向前伸展，掌心相对，同时双腿离地，弯曲双膝，让小腿与地面平行，双脚并拢夹紧，保持10~20秒；呼气慢慢还原。

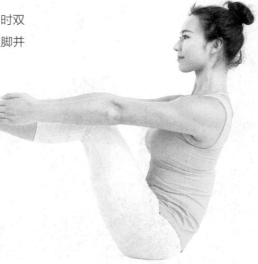

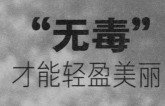

"无毒"
才能轻盈美丽

　　我们瑜伽冠军这次给大家带来的排毒瑜伽是商卡瑜伽,也就是瑜伽清肠排毒法。如果非专业瑜伽修行者练习的话,整个过程就没有太多讲究啦,可以每周每月做。那么练习商卡瑜伽到底有什么好处呢? 好处多着呢。首先,它可以刺激肠胃蠕动,恢复肠道功能,消除便秘、身体倦怠,以及由此而引起的肥胖。其次,它还可以清洁面部皮肤,消除色斑、痘痘、面色晦暗以及面部水肿。对于提高免疫力、缓解精神压力、培养健康的饮食习惯也是大有裨益的。总之是好处多多啦!

瑜伽冠军的美颜瑜伽

摩天式

① **做法：** 挺身直立，双脚开立与肩同宽。吸气，双手从体侧向上，在头顶交握，翻掌，掌心向上，同时，慢慢抬起脚跟。

② **做法：** 呼气，脚跟落地，双臂带动上半身向下伸展，直至与地面平行，使整个身体成直角。停留在这个位置上，保持数秒钟。

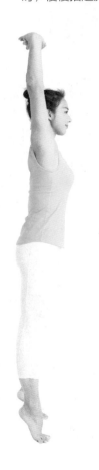

③ **做法：** 吸气，抬头，手臂上举。再次抬起脚跟，将整个身体向上伸展。

清除内毒，瑜伽令你一身轻

风吹树式

做法： 挺身直立，双腿打开与肩同宽。

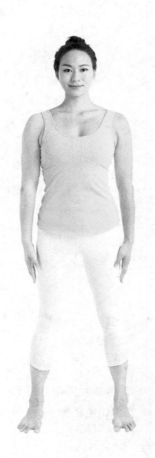

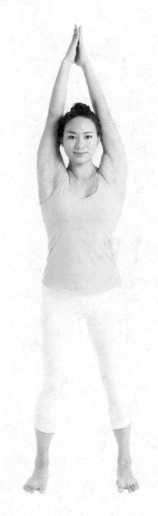

做法： 吸气时，双手在头顶合十，伸展腹前侧，充分提升胸廓。

瑜伽冠军的美颜瑜伽

做法：呼气，将躯干向右侧弯曲，直到身体的极限。注意收紧腹前侧和两侧肌肉。

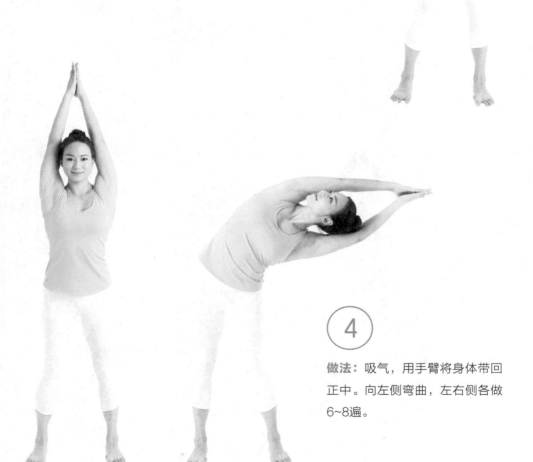

做法：吸气，用手臂将身体带回正中。向左侧弯曲，左右侧各做6~8遍。

清除内毒，瑜伽令你一身轻

腰部旋转式

做法：挺身直立，两腿分开两肩宽。

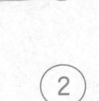

做法：吸气，两手从两侧伸展与肩平。

③

做法： 呼气，收紧腹部，同时，从髋关节开始将身体向右扭转，直到身体的极限。左手放在右肩上，右手放在左腰侧，眼睛看向身体的最右处。注意体会腹部的扭转。

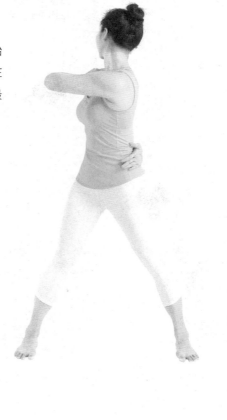

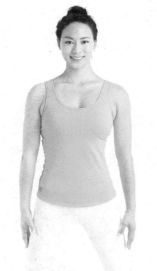

④

做法： 吸气，身体回到正中。重复步骤3、4，左右各做6~8遍。

清除内毒，瑜伽令你一身轻

蛇扭转式

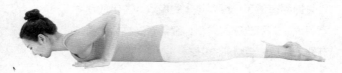

①

做法： 俯卧在地上，双手放于肩下。

②

做法： 吸气，向上向前伸展脊柱，伸展胸廓与腹前侧、颈部后侧，眼睛看向正前方。

③

做法： 呼气，向右转动腰腹部，眼睛看向右脚脚跟的方向。注意收紧腹部，体会腹部的扭转。

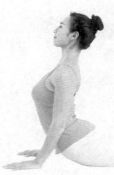

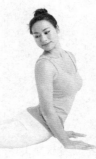

④

做法： 吸气，将身体还原回正中。重复2、3，左右各做6~8遍。

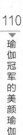
瑜伽冠军的美颜瑜伽

鸭行式

1

做法：蹲姿，双手放于两膝，目视前方。

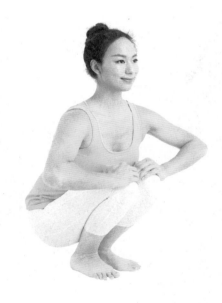

2

做法：双手扶在双膝上，用脚掌来走路。每走一步，膝盖触碰地面一次。一只脚掌着地时，另一只脚脚尖点地。

3

做法：双脚交换，用以上姿势蹲步行走10秒后，身体还原至初始姿势。

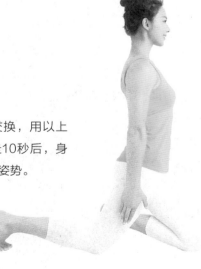

Tips 注意练习过程中务必要保持背部挺直，不要弯曲。

PART 04

清除内毒，瑜伽令你一身轻

脊柱流动式

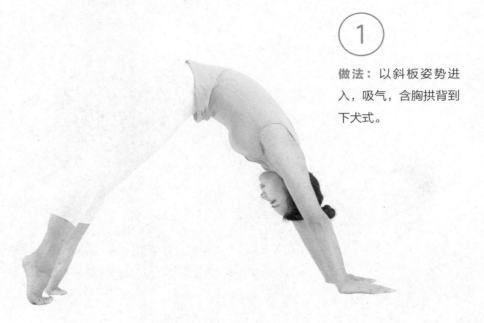

①

做法： 以斜板姿势进入，吸气，含胸拱背到下犬式。

②

做法： 呼气，将颈椎、胸椎、腰椎一截截还原到斜板。

瑜伽冠军的美颜瑜伽

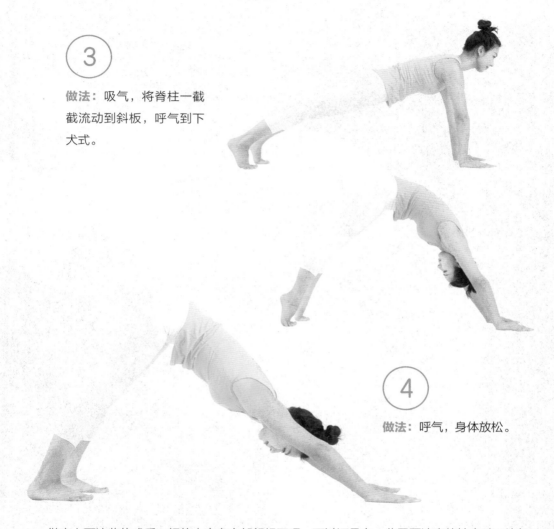

③

做法： 吸气，将脊柱一截
截流动到斜板，呼气到下
犬式。

④

做法： 呼气，身体放松。

　　做完上面这些体式后，相信大家身心都舒畅了吧。不过还是有一些需要注意的地方哦。比如
说在清肠排毒结束后，不能马上进食，需要在休息一段时间后进食，这是为了保护我们的黏膜。
最为安全的方法是在练习结束后45分钟到1小时之内，进食流质或半流质食物，并且，当天其余
几次的饮食也必须清淡，最好不要进食固体食物和肉类。在接下来的一两天内，也要注意保证饮
食的品质。

　　大概流程大家都记住了吧，这可是一种非常有效的排毒方式哦！

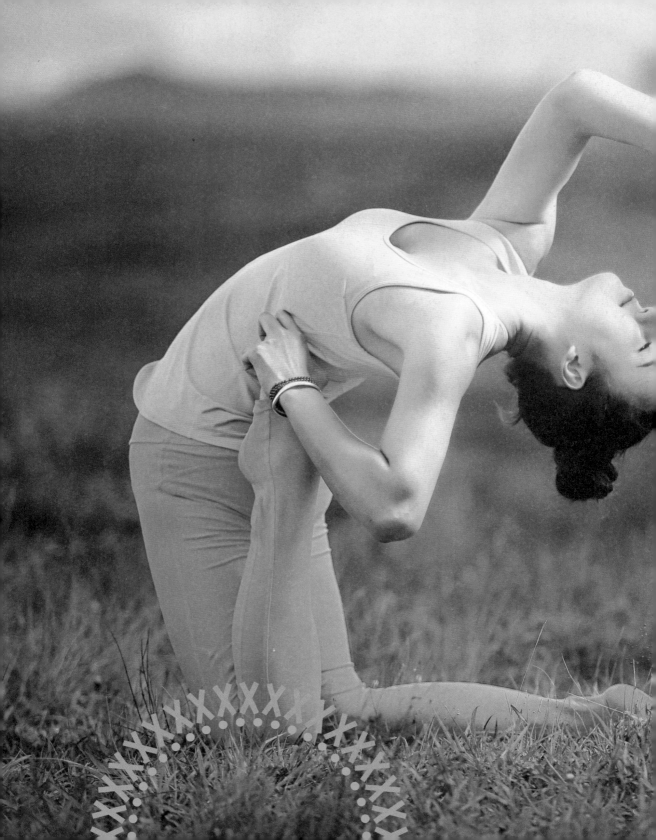

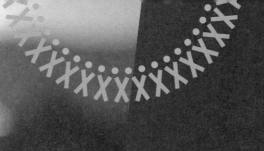

美容瑜伽，
皮肤问题逐一击破

　　随着年龄的增长，皮肤自然老化是不可避免的，但我们依然可以做些努力，让肌肤衰老问题来得更晚一些。肤如凝脂，面若桃花，巧笑倩兮，美目盼兮。这样的美人，我们总是心向往之。红润且白皙的面色大概也是每个女人梦寐以求的。但是，白里透红的面庞却非一日之功，这需要我们科学地调理皮肤，内外兼修才能达到美颜的目的。

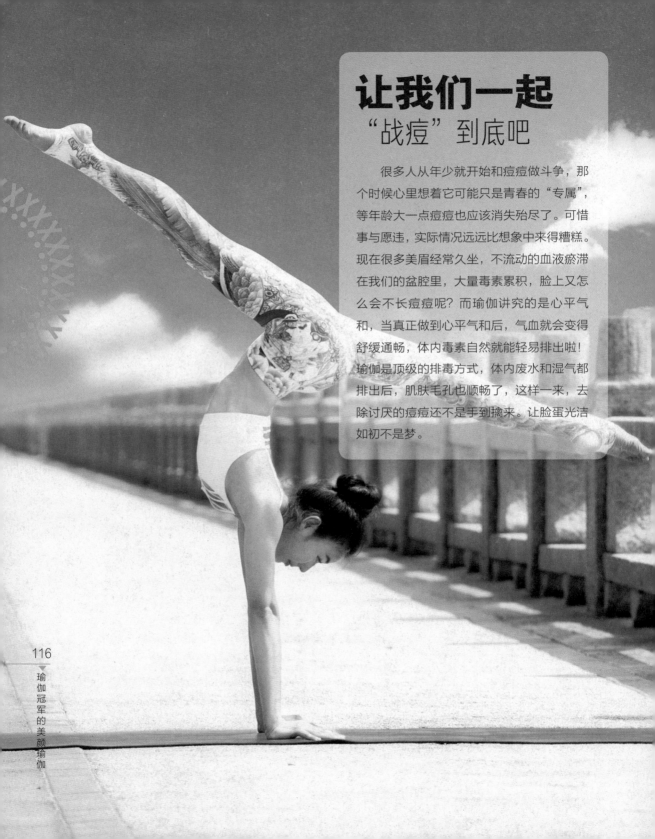

让我们一起
"战痘"到底吧

很多人从年少就开始和痘痘做斗争，那个时候心里想着它可能只是青春的"专属"，等年龄大一点痘痘也应该消失殆尽了。可惜事与愿违，实际情况远远比想象中来得糟糕。现在很多美眉经常久坐，不流动的血液瘀滞在我们的盆腔里，大量毒素累积，脸上又怎么会不长痘痘呢？而瑜伽讲究的是心平气和，当真正做到心平气和后，气血就会变得舒缓通畅，体内毒素自然就能轻易排出啦！瑜伽是顶级的排毒方式，体内废水和湿气都排出后，肌肤毛孔也顺畅了，这样一来，去除讨厌的痘痘还不是手到擒来。让脸蛋光洁如初不是梦。

瑜伽冠军的美颜瑜伽

狮子式

功效： 可以帮助排出体内堆积的毒素，能预防面部皮肤松弛下垂，减少面部皱纹。

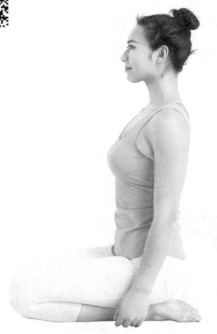

① **做法：** 金刚坐坐好，脊柱挺直，臀部坐在脚后跟上，双手放于两侧大腿外，指尖朝内。

② **做法：** 身体缓缓前倾，双手手指张开放于双膝前，眼睛睁大向上看。张开嘴巴，伸出舌头，尽量用舌头去触下巴。用嘴呼吸3次，再慢慢地将舌头收回，闭上嘴用鼻孔吸气。

Tips 在吐气时应用力发出"啊"狮子吼般的叫声，将身体的废气呼出体外。

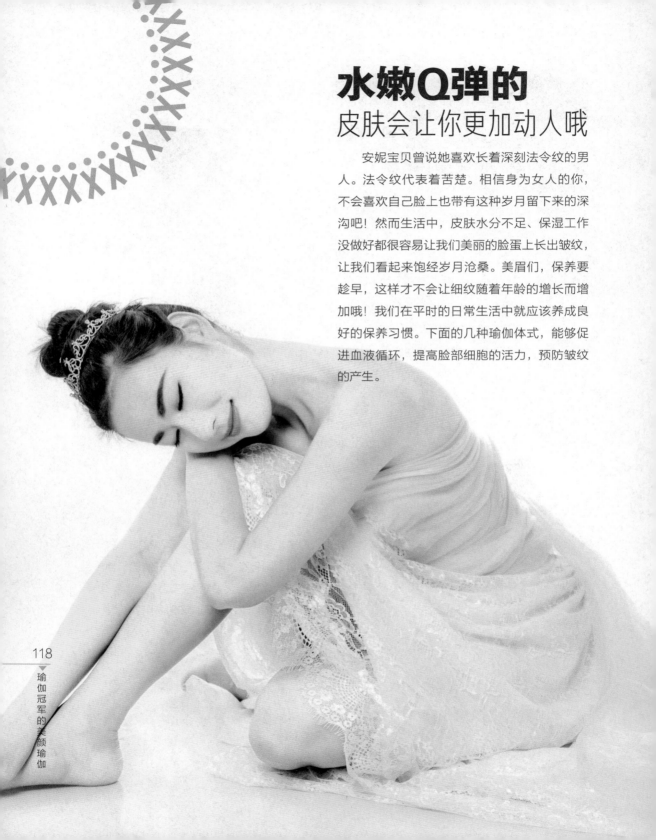

水嫩Q弹的
皮肤会让你更加动人哦

安妮宝贝曾说她喜欢长着深刻法令纹的男人。法令纹代表着苦楚。相信身为女人的你，不会喜欢自己脸上也带有这种岁月留下来的深沟吧！然而生活中，皮肤水分不足、保湿工作没做好都很容易让我们美丽的脸蛋上长出皱纹，让我们看起来饱经岁月沧桑。美眉们，保养要趁早，这样才不会让细纹随着年龄的增长而增加哦！我们在平时的日常生活中就应该养成良好的保养习惯。下面的几种瑜伽体式，能够促进血液循环，提高脸部细胞的活力，预防皱纹的产生。

双角式

功效： 可以拉伸背部和肩部，有助于血液涌向头部，能舒缓神经，缓解脑部压力，还能加快脸部新陈代谢，具有收敛赘肉的功效。

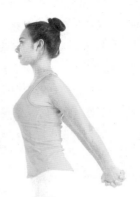

② **做法：** 吸气，挺胸，用力将手臂向上方抬高，身体不要弯曲。

① **做法：** 挺身直立，双脚分开与肩同宽。双手于背后十指交叉握拳，双臂伸直。

Tips 在进行步骤3时，如果身体柔韧度不够好，腰部可适当弯曲，头部不必放于双腿之间。

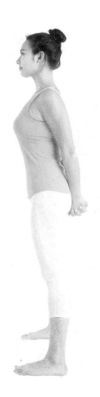

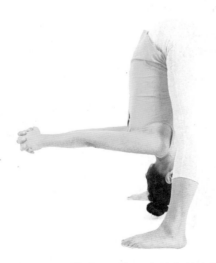

③ **做法：** 呼气，上体向前弯腰，双臂向头的后方下压，尽量与地面平行。颈部放松，停留3~5次呼吸，然后缓慢恢复初始姿势。

双角一式

功效： 增加对上身躯干及头部的血液供应；伸展骨盆和双腿肌肉群，增加柔韧度；促进面部血液循环，紧致肌肤，消除细纹和脸部水肿；舒缓背痛及背部僵硬等情况。

①

做法： 山式站姿，双脚打开，双手叉腰。

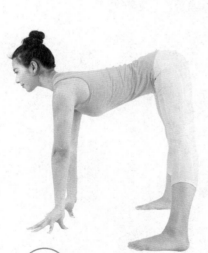

②

做法： 呼气，身体从腹部开始向下折叠，双手保持与地面垂直。

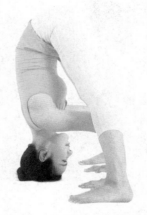

③

做法： 身体继续向下弯曲，双手放在双腿之间，头顶触地。吸气，回正；呼气，还原。

Tips 练习此体式要循序渐进。有头晕症状者不建议练习此体式。

鬼脸瑜伽

功效： 这个动作可以放松脸颊肌肉，预防皱纹的产生。

A.鼓气式： 口腔内充气，缓慢地将气体"鼓"在面颊左端，随后再缓慢地将气体"鼓"到面颊右端。自然呼吸，动作可重复3~5次，整个过程需要脸颊肌肉有紧绷感。

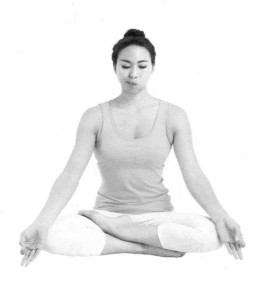

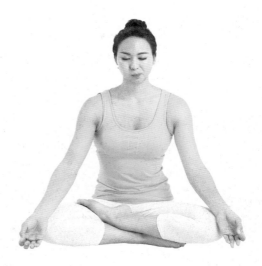

B.狮吼式： 深深地吸一口气，吐出舌头，舌头伸得越长越好，眼睛向上看，呼气，收回舌头，顺带吼出声。整个动作采用腹式呼吸法，吼出声音后会有一种发泄压力的舒适感，吼多大声没有严格要求，动作可重复2~3次。

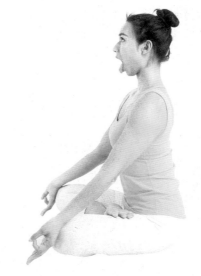

美容瑜伽，皮肤问题逐一击破

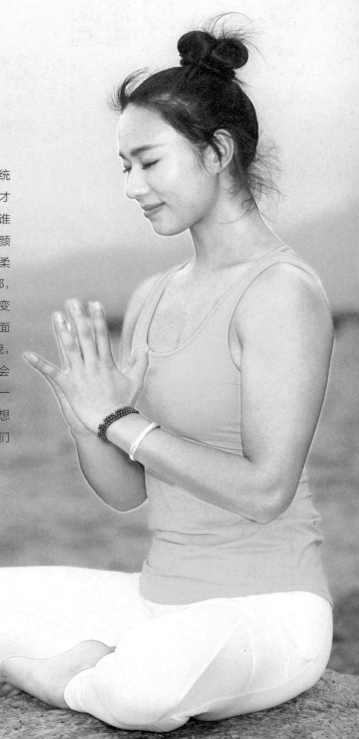

想让
皮肤白里透红吗

　　俗话说：一白遮三丑。我们大家传统的观念里还是觉得女孩子白白嫩嫩的才好看吧。女人对美的追求永无止境，谁不想拥有肤如凝脂、面若桃花的好容颜呢。粉嫩的脸蛋，天生就有着甜蜜温柔的力量。然而，气候的变化，心情的抑郁，新陈代谢的减慢，都会让我们的皮肤变得干燥、蜡黄。想要好的气色，加强面部的血液循环很重要哦！内养决定外貌，这话一点不假。几乎所有的健康专家都会强调运动对于健康的好处，而瑜伽是一种更轻松、更适合女性的运动方式，想要拥有白里透红的好肤色吗？跟着我们的瑜伽冠军来修炼绝招吧！

瑜伽冠军的美颜瑜伽

轮式

功效：活络全身气血，美化身体曲线；增强体力及免疫力，滋养面部，预防皮肤老化；完全地伸展和增强脊椎，使身体保持柔软和敏捷。

① **做法：**仰卧，双腿伸直并拢，双臂自然放在身体两侧，掌心贴地。

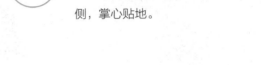

② **做法：**吸气，弯曲双膝，尽量将双脚靠近臀部，双手向后放在头两侧的地上，指尖指向双肩的方向。

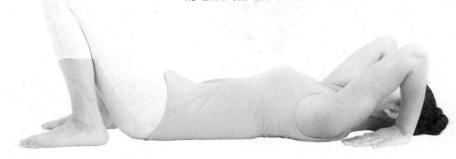

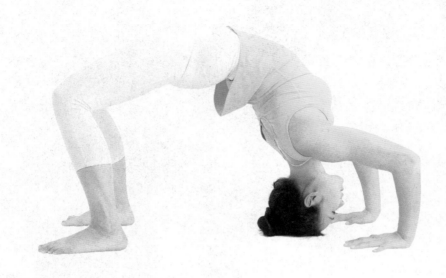

(**3**) **做法：** 呼气，躯干抬起，使双腿、臀部、背部及头部呈轮状，用双脚和双手掌的力量支撑身体。

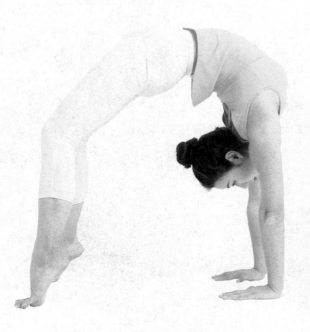

(**4**)

做法： 吸气，腰部继续上抬，尽量向上拉伸大腿肌，脚尖点地。保持数秒，呼气还原。

Tips 练习此体式请勿操之过急，也不要勉强，动作完成后，臀肌夹紧，肛门缩紧，腰尽量向上推到有紧实感。练习过程中要感受背部的紧张和腹部的拉伸。

犁式

功效：有利于收缩腹部器官，改善消化系统，让身体吸收养分并送达至全身各个角落，达到养颜护肤的目的。

① **做法：**仰卧，双腿双脚并拢，脚尖绷紧，双手放在身体两侧，掌心向下。

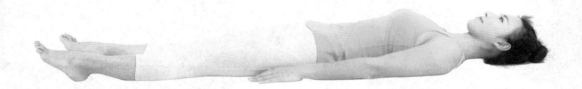

② **做法：**抬起双腿，使双腿垂直于地面。

③ **做法：**吸气，双手护腰，依次将胯部、腰部、脚伸向头上方的地上。然后呼气，还原。

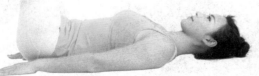

Tips 如果背部比较僵硬，不要勉强。另外，坐骨神经痛患者不宜练习此体式。

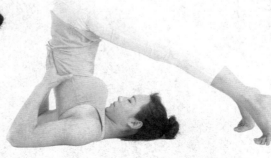

PART 05 | 美容瑜伽，皮肤问题逐一击破

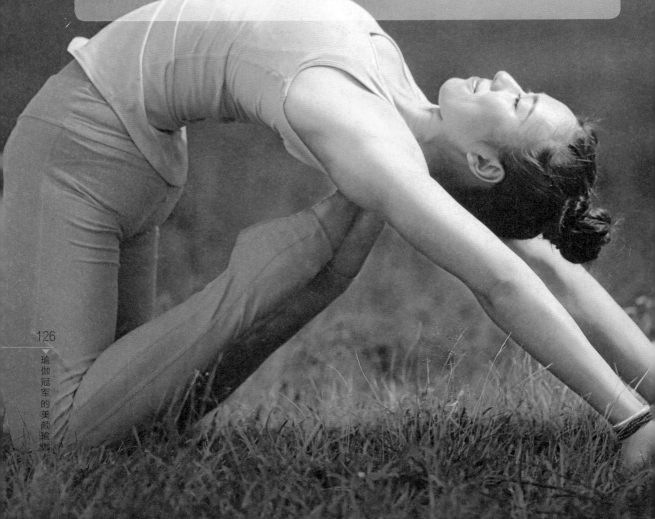

让你的皮肤永远十八岁

"嘿，我觉得我被你吸引了。"

"那不是很正常的吗，你以为万有引力都是说着玩的啊！"

哈哈，引力可真的不是说着玩的哦！不过，我们女人是真的很讨厌地心引力！我们都想拥有紧致得看起来像新鲜苹果一样的脸颊，饱满而充满活力。然而随着岁月的流逝，我们失去弹性的脸颊，就像是泄了气的皮球，松垮干瘪。如何预防、解决皮肤松弛的问题，聪明的女人总是有办法的。除了合理的饮食结构，规律的生活作息，长期的身体锻炼也是必不可少的哦！减缓肌肤衰老进程，让时间优雅地流逝，瑜伽总有新创意！

瑜伽冠军的美颜瑜伽

花环式

功效： 此套动作可促进脸部的血液循环，帮助肌肤排毒，使皮肤得到滋养。此外，还能促进肌肉收缩，起到收敛面部赘肉的作用。

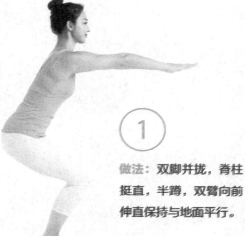

① **做法：** 双脚并拢，脊柱挺直，半蹲，双臂向前伸直保持与地面平行。

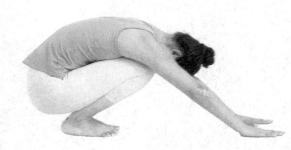

② **做法：** 下蹲，上身向下压，掌心贴地，头部置于双臂之间。

③ **做法：** 将双臂展开，从双膝内侧抓住两脚踝的后侧。头部下垂触地，调整好呼吸，保持此姿势20秒，缓慢恢复初始姿势。

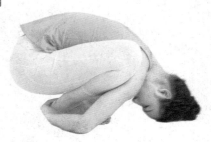

Tips 肠胃疾病患者以及孕妇不适宜做此套动作。

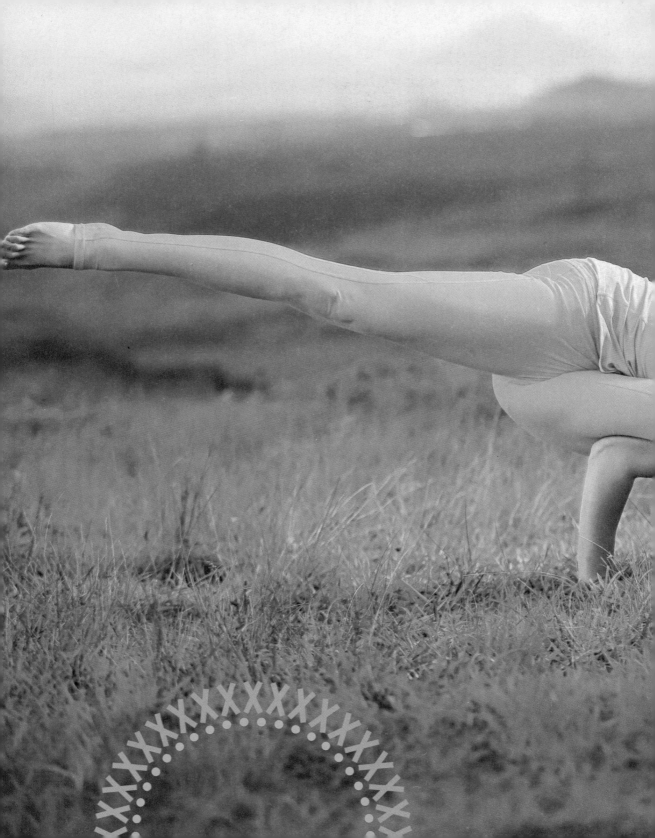

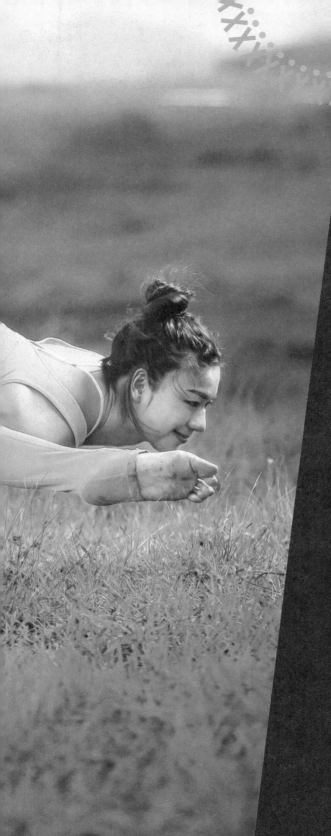

身体各部位的
排毒养颜法

　　美可以天生，但身材和气质却是靠后天的修炼。看到我们瑜伽冠军婀娜的体态，窈窕的身材，你是不是也很羡慕呢？想要拥有纤纤玉臂、性感翘臀、令人欣羡的小蛮腰吗？当芳华渐行渐远，希望自己的姿态可以足够优雅，步履可以足够从容吗？瑜伽不仅是排毒塑身的过程，更是清心的过程！美丽由细节决定，你的美，你来决定！

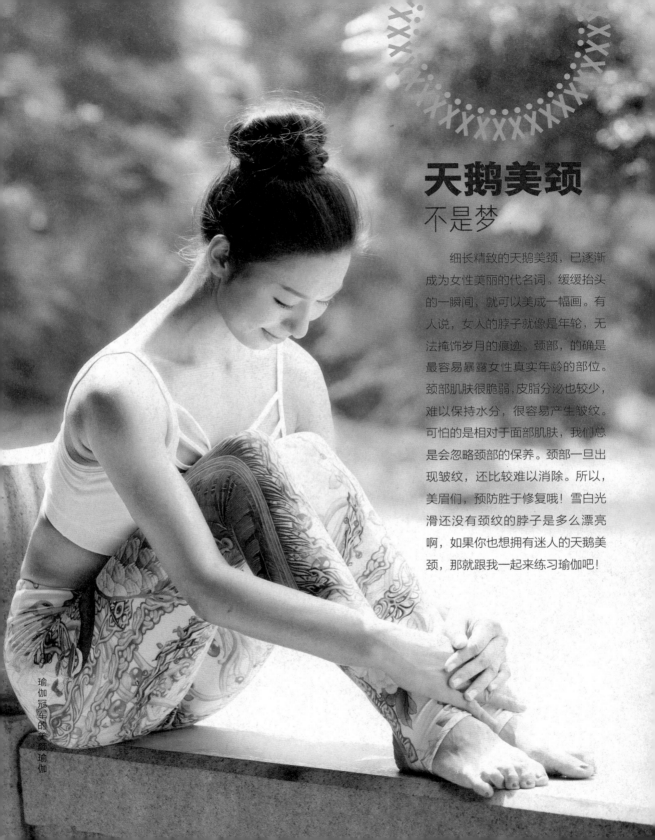

天鹅美颈
不是梦

  细长精致的天鹅美颈，已逐渐成为女性美丽的代名词。缓缓抬头的一瞬间，就可以美成一幅画。有人说，女人的脖子就像是年轮，无法掩饰岁月的痕迹。颈部，的确是最容易暴露女性真实年龄的部位。颈部肌肤很脆弱，皮脂分泌也较少，难以保持水分，很容易产生皱纹。可怕的是相对于面部肌肤，我们总是会忽略颈部的保养。颈部一旦出现皱纹，还比较难以消除。所以，美眉们，预防胜于修复哦！雪白光滑还没有颈纹的脖子是多么漂亮啊，如果你也想拥有迷人的天鹅美颈，那就跟我一起来练习瑜伽吧！

瑜伽冠军的美颈瑜伽

乌龟式

功效： 此动作使颈前肌肉和颈后肌肉都得到拉伸，有助于消除颈部的多余脂肪，起到塑造颈部纤细曲线并预防颈椎病的效果。

① **做法：** 坐立，双腿分开，挺直脊柱，双臂前伸，双手去触摸脚尖。

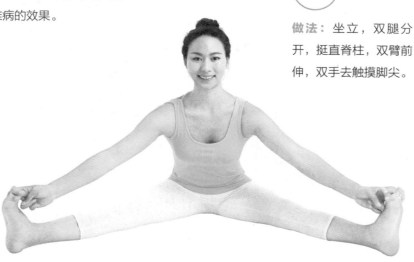

② **做法：** 弯曲双膝，小腿向内收回，两脚心相对，弯曲双臂，将双手放于两侧膝盖处，保持脊柱挺直。

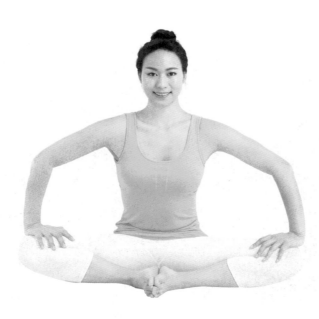

③

做法：吸气，头部下低，感觉气息流遍全身。

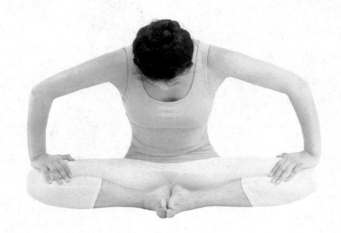

④

做法：吸气，将头部慢慢抬起，使前颈的肌肉得到伸展。呼气，头部后仰，脊柱从底部开始一节节往前推送，上体前屈。

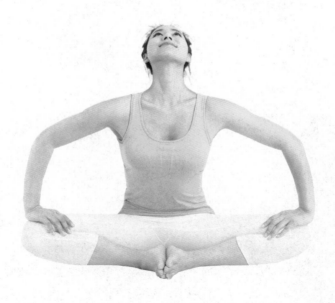

Tips 练习此动作要掌握好力度，因为颈部和脊椎是较易受伤的部位。

瑜伽冠军的美颜瑜伽

敬礼式

功效： 头部后仰的动作能很好地放松和舒展颈部，疏通颈部的淋巴结，让颈部肌肉、神经和韧带得到充分的按摩和运动，有效消除颈部细纹，让美颈光滑、细长。

①

做法： 双脚分开蹲下，双手合十于胸前，调整呼吸。

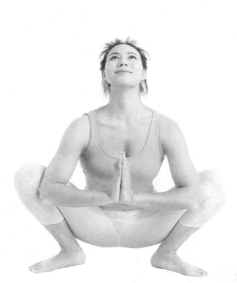

②

做法： 吸气，头部向后仰，同时用双肘把双膝向外撑开，保持几秒钟。

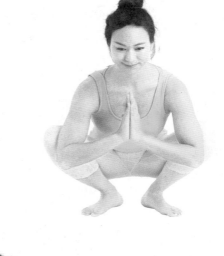

③

做法： 呼气，手臂向前伸直，双手仍合十。

身体各部位的排毒养颜法

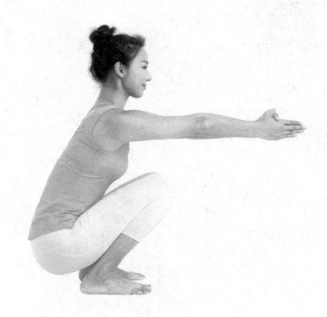

做法： 在步骤3的基础上双膝向内并拢。

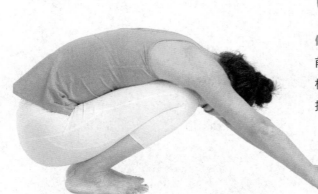

做法： 上身前倾，手臂伸直向前，下巴贴膝，头部、颈部放松。保持10~20秒，自然呼吸。按以上顺序反过来做一次。

瑜伽冠军的美颜瑜伽

Tips 练习时将意识集中于颈部，头部后仰时需要注意自我的承受力，不可用力过猛，循序渐进即可。

鱼式

功效：可以拉伸颈前肌肉，有助于美化颈部曲线和缓解颈部疲劳；此动作还能强壮脊椎，锻炼双臂肌肉和腰腹部肌肉群。

① **做法：**仰卧在地上，双臂伸直，掌心向下。

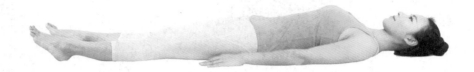

② **做法：**吸气，手肘贴地，胸部向上抬高，头顶点地，下巴上抬。

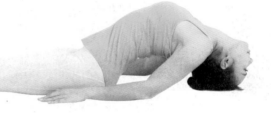

③ **做法：**双腿伸直，脚背绷直，双臂伸直，双腿向上抬起30°，双臂向头顶上方延伸，双手并拢。

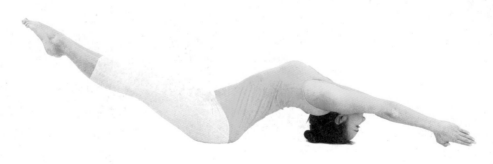

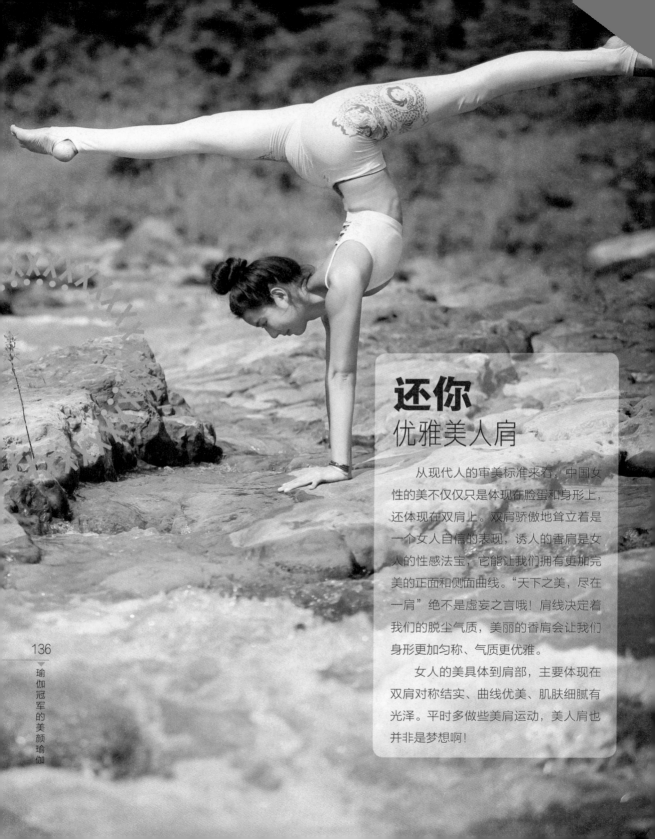

还你
优雅美人肩

从现代人的审美标准来看，中国女性的美不仅仅只是体现在脸蛋和身形上，还体现在双肩上。双肩骄傲地耸立着是一个女人自信的表现，诱人的香肩是女人的性感法宝，它能让我们拥有更加完美的正面和侧面曲线。"天下之美，尽在一肩"绝不是虚妄之言哦！肩线决定着我们的脱尘气质，美丽的香肩会让我们身形更加匀称、气质更优雅。

女人的美具体到肩部，主要体现在双肩对称结实、曲线优美、肌肤细腻有光泽。平时多做些美肩运动，美人肩也并非是梦想啊！

瑜伽冠军的美颜瑜伽

肩肘轻动式

功效： 放松肩关节，有效消除肩胛骨上的疼痛感，按摩附近的淋巴系统，加强排毒功效，美化肩部线条。

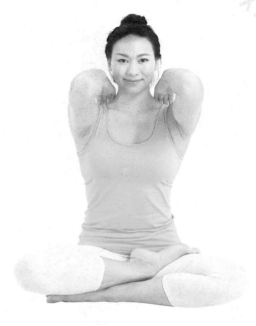

 ①

做法： 以半莲花式盘坐，双臂屈肘，肘部朝前，双手指尖搭在肩头。

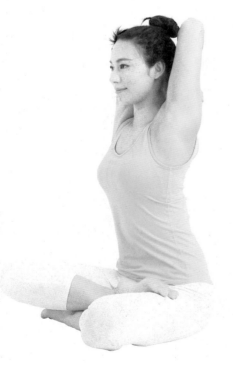

②

做法： 吸气，双肩向上打开，双手手指触摸颈后部。

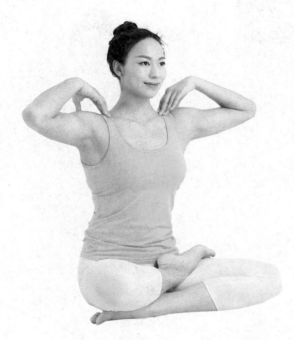

③

做法： 继续吸气，双臂向前旋转，回到体侧与地面平行，继续保持屈肘，双手手指按压肩部。

④

做法： 呼气，低头，双臂于体后旋转，掌心相对。然后放松，回到半莲花坐姿。

瑜伽冠军的美颜瑜伽

圣莲回转式

功效： 能活动到全身的神经，促进全身血液循环，有效缓解肩部僵硬的肌肉群，锻炼肩部的灵活性，让肩部的排毒循环加速，增强双肩的平衡感和线条美感。

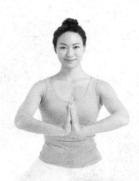

② **做法：** 吸气，左脚脚尖转向左侧，深蹲弓步，双手在胸前合十。

① **做法：** 站立，双脚左右尽量打开，双手自然垂放于体侧，腰背挺直。

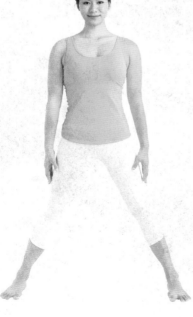

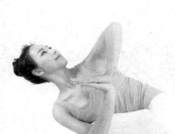

③ **做法：** 呼气，身体转180°，上身回转，保持合掌姿势，让右肘支撑在左膝上，脸部朝向正后方，保持均匀呼吸。然后放松，身体还原，换反方向继续练习。

Show出自信美臂吧

相信每个女孩子都追求柔滑、光洁、紧致、修长的手臂。可实际上手臂是很容易堆积赘肉的。一不小心我们就拥有"麒麟臂"，美女们唯恐避之不及吧！尤其是到了夏天，作为爱美的女人怎么少得了无袖衫呢？可往往尴尬的手臂总是让我们望而却步。作为我们身体裸露最多的部位，手臂最能展现女性身体肌肤的柔嫩，是年轻的象征，也影响着我们的形体美。不保养，手臂也会老，就像呵护面部肌肤一样来呵护我们的手臂吧，很快你就可以看到成效哦，等到夏天，就可以 show 出自信美臂啦！

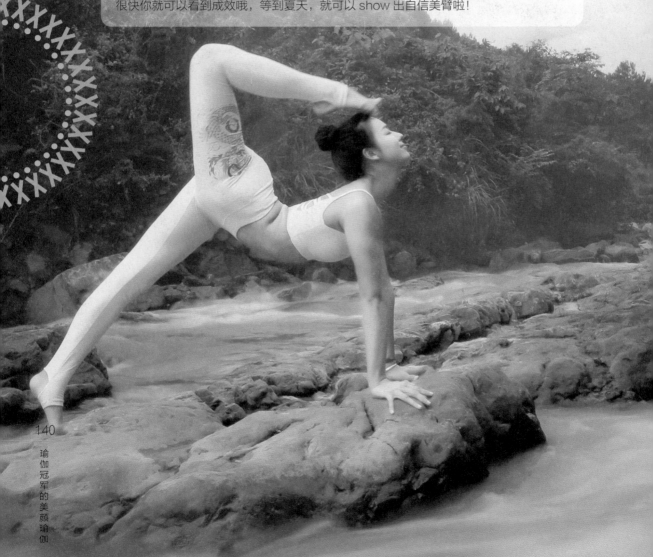

瑜伽冠军的美颜瑜伽

鸟王式

功效：使手臂线条变得紧实流畅，消除上臂赘肉，使手臂变得纤细。同时具有强健脚踝、消除肩部僵硬、缓解腿部抽筋带来的疼痛以及预防小腿肌肉抽筋的作用。

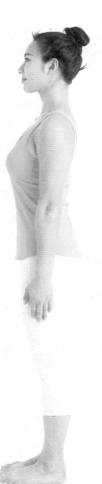

① **做法：**站立，背部挺直，双腿并拢伸直，眼睛平视前方。

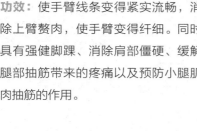

② **做法：**双臂向上抬起，右臂从上方压过左臂，肘关节交叠，双手掌心相对，眼睛看着指尖。

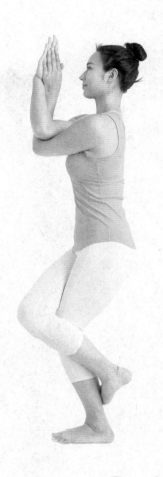

③

做法： 双膝微微弯曲，右小腿抬起，从前面跨过左膝，钩住左小腿，将身体重心放在左脚趾尖。

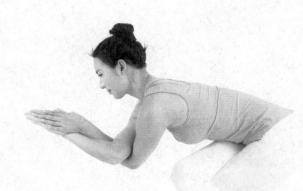

④

做法： 深深吸气，背部挺直，慢慢向下蹲。保持身体平衡，上身向前倾，让腹部靠近大腿，体会腰背部的拉伸感。保持此姿势30秒后，恢复至初始动作，换另一侧练习。

固肩式

功效：消除手臂赘肉，特别是上臂的赘肉，塑造纤细的手臂线条。还能扩展胸部，有效锻炼胸部肌肉。

① **做法：**坐立，背部挺直，双臂抬起，双手十指交叉，掌心对着后脑，保持双臂水平，手肘尽量打开。

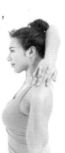

② **做法：**吸气，左手用力将右臂向下拉，右肘指向上方，头部保持不动，保持此姿势10秒钟。

③ **做法：**用右手将左臂向下拉，左肘指向上方，保持10秒钟后呼气，回复初始动作，放松身体，按摩一下双肩。

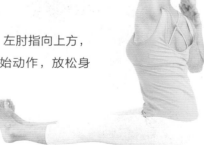

Tips 练习时应始终保持背部挺直，眼睛平视前方。

侧乌鸦式

功效： 强壮手臂力量，有效消除双臂的脂肪，还能锻炼身体协调性。

做法： 取蹲姿，双手于身体右侧撑地，双脚于身体左侧并拢。

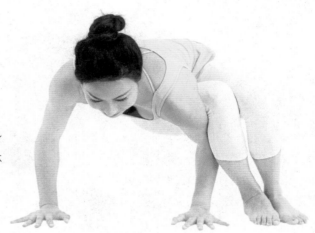

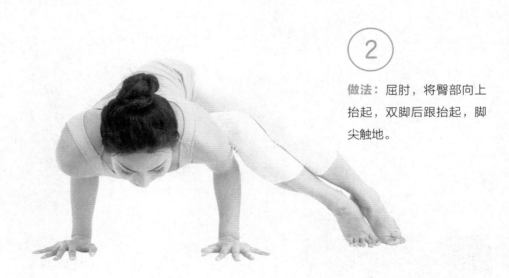

做法： 屈肘，将臀部向上抬起，双脚后跟抬起，脚尖触地。

瑜伽冠军的美颜瑜伽

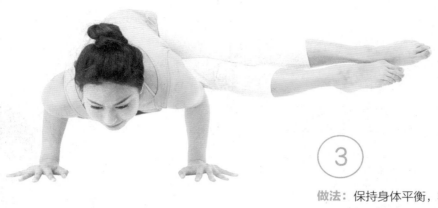

做法：保持身体平衡，将右腿慢慢抬高至与地面平行，眼睛平视前方。再抬起左腿，放于右腿上，保持双腿与地面平行，背部挺直。

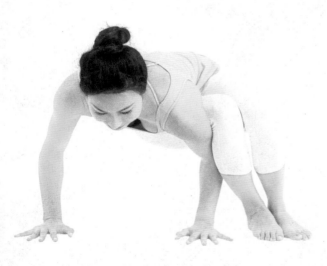

(4)

做法：保持此姿势数秒钟后还原，换另一侧练习。

Tips 练习时应注意保护好手腕。

乳房 美丽的女人更妩媚

　　曾经被认为是女性隐秘部位的胸部，现在已经成为青春、美感和好身材的标志。女人的乳房是世界上最秀丽的山峰，胸部曲线完美更能衬托出女性的凹凸有致。理想的乳房丰满、均匀、柔韧而有弹性；现实中，乳房的松弛、下垂和外扩已经成为影响胸部曲线的最主要原因。作为爱美女性，我们更应该清楚乳房的保养之道。集食补营养、穴位按摩、运动健身于一体的健康美胸方式更值得推崇。尤其是一些美胸运动，健胸瑜伽，在生活中有些动作只要稍微留意一下，除了能保持胸部曲线漂亮外，还能提升胸部的弹性哦！

莲心幻椅式

功效： 有益于锻炼胸部肌肉，增强胸大肌的张力和弹性。

② **做法：** 吸气，双臂从体侧高举过头顶，双手合十，大拇指相扣，下移至胸前。呼气，屈膝下蹲；手臂平移至左边。

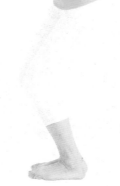

① **做法：** 站立，双脚自然并拢，双手自然垂放于身体两侧，腰背挺直。

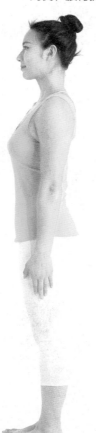

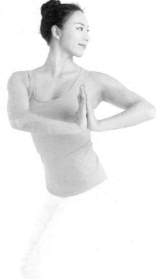

③ **做法：** 吸气，腰背挺直，臀部放松，眼睛望向左边。然后再起立，放松，换另一侧重复练习。

Tips 肠胃疾病患者以及孕妇不宜做此套动作。

弓式

功效： 可使胸部肌肉得到扩展，防止乳房下垂，同时还能舒展身体前侧的肌肉群。

① **做法：** 俯卧，下巴着地，双腿并拢挺直。

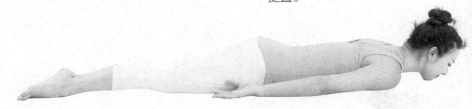

② **做法：** 将双脚弯曲，尽量靠近臀部，双手向后抓住双脚脚踝。

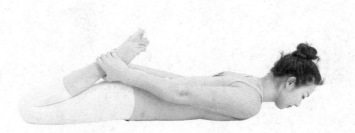

③ **做法：** 吸气，双腿向后向上用力，带动上半身离开地面，眼睛看着上方，保持呼吸顺畅，然后慢慢还原动作。

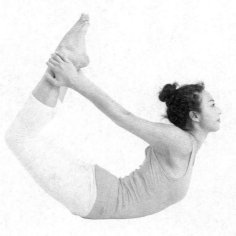

瑜伽冠军的美颜瑜伽

丰满式

功效： 扩展胸部，增进深呼吸能力，使心情愉悦，美化胸部曲线，灵活肩关节。

① **做法：** 金刚坐坐好，调整呼吸。

② **做法：** 吸气，双手抱肘于头后，用力拉肘向后，扩张胸部，使肩胛骨向脊柱方向并拢。

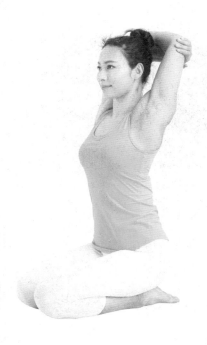

③ **做法：** 呼气，双臂上伸，突出胸部，停留10秒钟，自然地呼吸。垂下手臂，放松。反复练习5次。

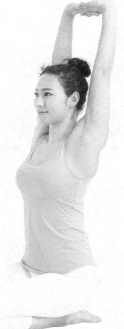

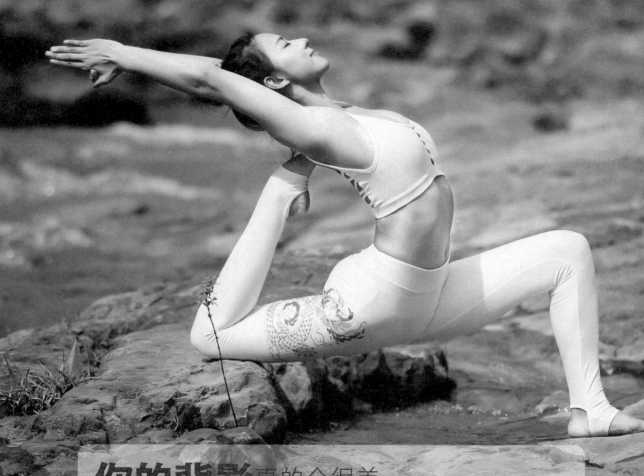

你的背影真的会很美

如果说女人的正面是叙事篇，那么背影则是抒情篇。拥有美丽背影的女人总会引起注目者的无限遐想，我们总是为看得见的肌肤大费周章，而较少为背部做些什么。美貌是上天的恩赐，而美背却可以靠我们自己来塑造。背部紧实的线条能摇曳出隐秘的性感味道。完美的背部，应当如丝绸般光滑细腻，可是痘痘和赘肉等问题总是让我们的背部出现瑕疵。呵护我们的后背吧，下面几个简单的瑜伽动作对于塑造优雅背影也是大有裨益的。

站立背部伸展式

功效： 全身紧绷时可以美化腿部肌肉线条，消除大腿后侧、内侧的赘肉；充分伸展背部，放松背部肌肉，紧致后腰整体曲线；腰腹紧贴大腿，整个脊椎能得到伸展，有利于滋养脊椎神经。

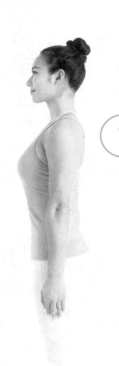

① **做法：** 站立，吸气，双腿伸直并拢，双臂自然垂放于体侧。

② **做法：** 双手高举过头顶，掌心向前。

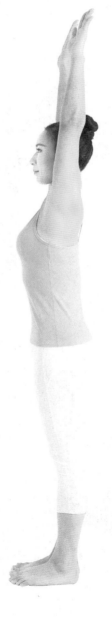

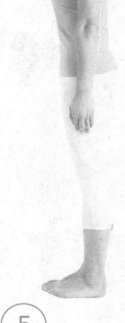

③

做法：吸气，向前弯腰，手臂带动身体向前倾，同时保持脊柱的伸展和双腿的笔直。

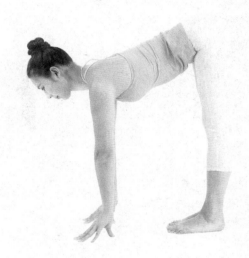

④

做法：呼气，双手掌心缓缓触地，与双脚脚踝保持平行。脸部靠近小腿，保持数秒。

⑤

做法：呼气，身体恢复到基本站姿。

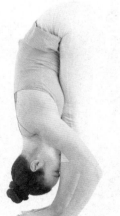

瑜伽冠军的美颜瑜伽

Tips 练习过程中，双腿要始终垂直于地面，重心放在前脚掌上，以帮助腰腹部肌肉更好地向下伸展。

坐姿美背式

功效： 使背部完全得到伸展，从而美化背部线条。此动作还能有效按摩腹部脏器。

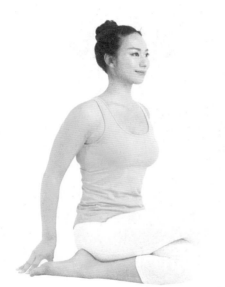

1

做法： 双腿交叉屈膝，左脚贴于右腿外侧，右腿放于左腿外侧。双手着地放于身后，掌心向下，背部向后伸展。

做法： 双臂侧平举，掌心向下，保持此姿势10秒钟。

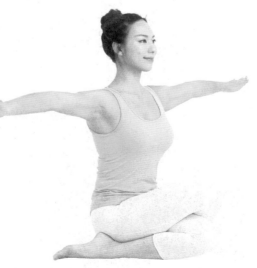

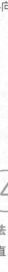

（3）　**做法：**身体朝右侧扭转，左手扶住
左脚面，右手向后扶住右脚。

（4）　**做法：**双手于胸前合十，保持背部
挺直。

（5）　**做法：**手臂上举，向上延
伸，保持与地面垂直，保持
此姿势10秒钟。

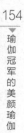

Tips　初学者如果双手扶不到脚，
可以将双臂放于左侧地面，感受背
部的扭转。

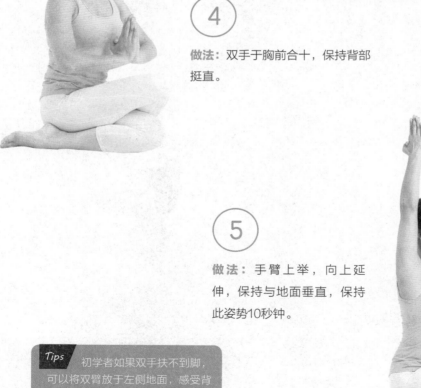

人面狮身式

功效： 能有效滋养脊椎，全面拉伸后背的肌肉群，消除背部多余脂肪，美化背部曲线。

做法： 俯卧，下巴点地，双腿伸直并拢，双手自然放于身体两侧，掌心贴地。

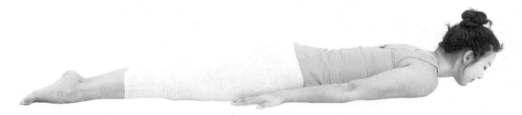

做法： 屈肘，两小臂向前平行伸直，掌心向下放于头部两侧的地上。

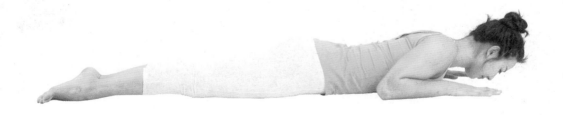

③

做法：吸气，慢慢把头和胸抬离地面，双臂放在地面上支撑身体，双眼看着斜上方。

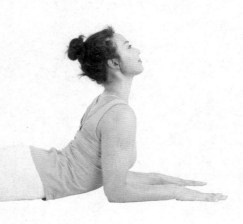

④

做法：呼气，身体慢慢还原至初始动作。

瑜伽冠军的美颜瑜伽

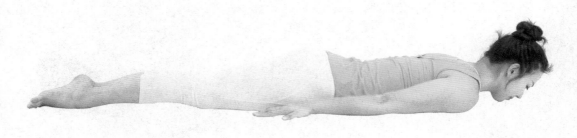

蛇击式

功效： 强健手、脚关节及肌肉，扩展胸部及肺部；促进背部血液循环，缓解背痛和轻微的脊椎损伤，还可柔软脊椎和背部肌肉。

① 做法： 跪地俯卧，胸膛和下巴距离地面约7厘米，双臂向前伸直。

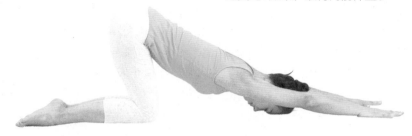

② 做法： 一边吸气一边保持胸膛和下巴高于地面7厘米左右，向前移动，直到不能再移动时为止。

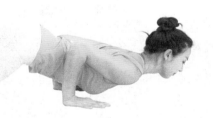

③ 做法： 伸直双臂抬起上半身；抬头，眼睛看向天花板；呼气，使背部成凹拱形，保持此姿势10~20秒。

Tips 动作完成时，髋部及肚脐部位不要抬离地面，手臂可以稍微弯曲。

快来轻松
拥有盈盈细腰吧

　　每个时代有每个时代的审美标准，美女也没有统一的标准，大眼睛、樱桃小嘴还是苗条性感身材？科学家通过对古今中外文学作品中对于美女的描写进行研究发现，杨柳细腰才是永恒不变的美女标准。纤纤细腰，盈盈一握。杨柳细腰才是男人眼中最美的女人应该具备的条件之一。纵然是容颜再俏丽的女子，如果上下一般粗细，估计那个美字都要大打折扣。美丽的腰身对于全身的作用就犹如善睐的眼眸一般，从来都是点睛之笔。宛如小提琴轮廓的腰部曲线，是女人性感的中心。柔韧灵活、圆润紧致的腰线，则是女性柔美的象征。想要做个漂亮的小"腰女"其实也没有那么难啊，姐妹们，一起行动吧！

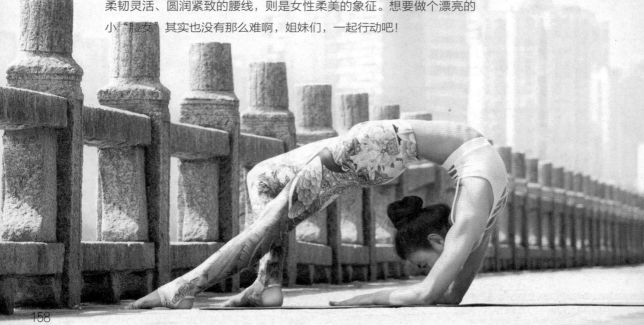

坐立扭转式

功效：坐立扭转式可以强化腹腔器官的排毒功能，扭转的动作可按摩腹部器官，加速毒素和多余水分的排出，同时能够激活腺体迅速分泌，加速血液循环，疏通排毒系统，从而治疗便秘和胀气，自然瘦腰美体。

① **做法：**半莲花坐，腰背挺直，双手搭放在双膝上。

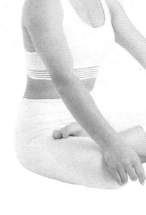

② **做法：**吸气，左手放在右膝盖上，右手平举，指尖朝前。

PART 06 ▼ 身体各部位的排毒养颜法

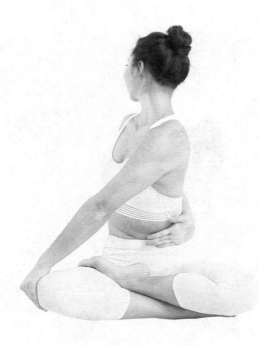

做法：右手带动上身向后转，手背贴于左后腰，边呼气边扭转腰部。

做法：吸气，身体回正中，再做反方向扭转练习。

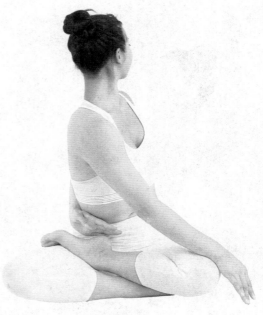

瑜伽冠军的美颜瑜伽

Tips 要注意胯部正对前方，腰椎以上自然扭转，配合均匀呼吸，将感觉放在腰部。

猫伏式

功效： 这个体式能够有效地燃烧腰部脂肪，可以让腰部曲线更加玲珑有致。对塑造臀部线条也有很好的效果。

1

做法： 俯卧，下巴点地，双腿并拢，双手平放于体侧。

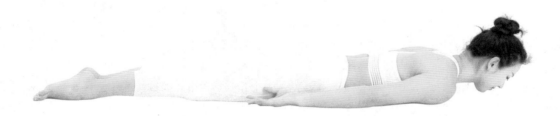

2

做法： 双臂屈肘，手抓对侧肘部，吸气，上身抬起，用两手臂支撑。

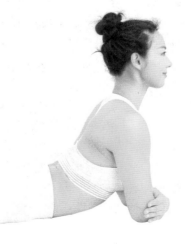

③

做法：呼气，肩部、臀部向上提升，腰部下压，腹部离开地面，用双膝及两上臂支撑，保持双膝和双臂不动。

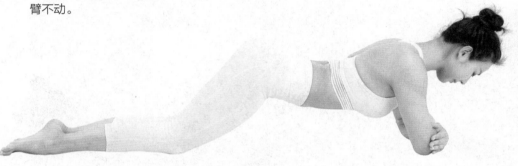

④

做法：吸气，双大臂肌肉用力，以双膝为支点撑起上半身，头、肩、胸部下压。然后，呼气，还原，重心前移，回到俯卧的姿势。

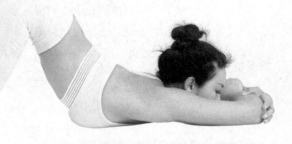

Tips 在移动过程中，肘不应该移动。

抱膝压腹式

功效： 这个体式能加强髋部和腹部
肌肉的力量，还能伸展颈部和脊柱
肌肉，放松后腰。

①

做法： 仰卧，双腿伸直，
双臂放于身体两侧，掌心
贴地。

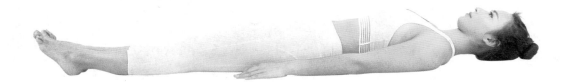

②

做法： 吸气，屈右膝，
双手十指交叉，抱住右
小腿。

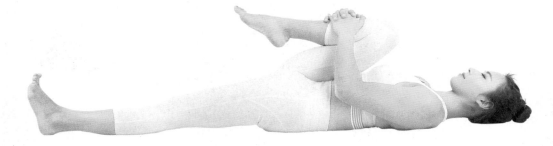

③

做法： 大腿尽量靠近胸腹部，抬起上半身，用前额去触碰膝盖。

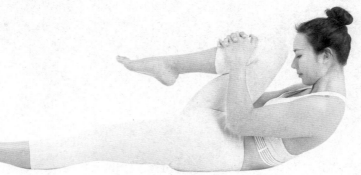

④

做法： 呼气，身体慢慢还原至初始动作，然后换另一条腿重复练习。

瑜伽冠军的美颜瑜伽

船式

功效： 船式的动作能有效锻炼腹部的力量，按摩腹内脏器，促进围积在器官内的毒素代谢。同时还能活动后腰和关节，给骨盆输送新鲜的血液。

① **做法：** 仰卧，双腿并拢伸直，双臂高举放于头侧，掌心向上。

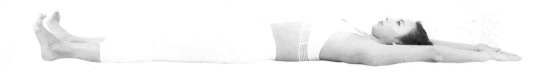

② **做法：** 吸气，用腹肌的力量带动头部、上身、双臂同时抬起，双臂前平举，掌心相对。

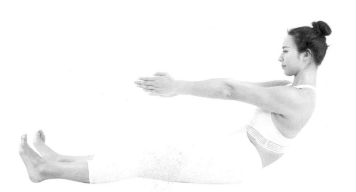

③ **做法：** 双腿伸直，并拢上提，直到与地面呈45°，保持数秒。缓缓地放下双臂、双腿，呼气还原。

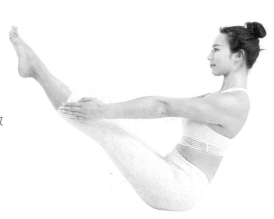

鸽子式

功效： 扩展胸部，能消除两侧的副乳，还能灵活膝关节，拉伸脚背，打开双肩，灵活侧腰。

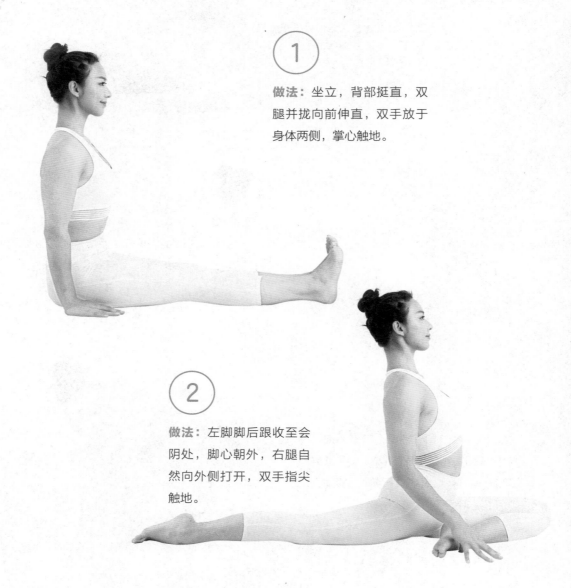

①

做法： 坐立，背部挺直，双腿并拢向前伸直，双手放于身体两侧，掌心触地。

②

做法： 左脚脚后跟收至会阴处，脚心朝外，右腿自然向外侧打开，双手指尖触地。

瑜伽冠军的美颜瑜伽

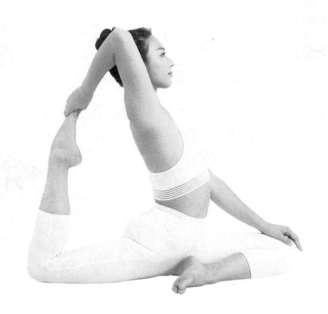

做法： 右腿屈膝，使右小腿与大腿垂直，脚尖指向上方，右手抓右腿，保持背部挺直。

做法： 用右肘弯揽住右脚，伸出左手绕至脑后，左右手相扣。头转向左侧，右腿尽量向外伸拉打开呈弓状，眼睛看向左上方。

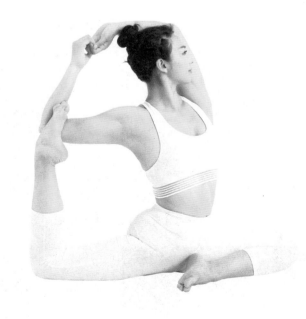

PART 06 ▶ 身体各部位的排毒养颜法

虎式

功效： 锻炼腹部肌肉，有助于消除腹部赘肉，塑造平坦腹部。虎式动作能使脊柱更灵活，缓解腰背部酸痛感，塑造臀部和背部线条。

①

做法： 跪地，呈四脚板凳状，双手分开一肩宽，手臂、大腿垂直于地面。

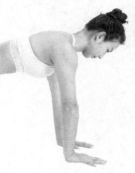

②

做法： 吸气，抬头，塌腰，左腿向后抬高至极限，髋部不要反转。

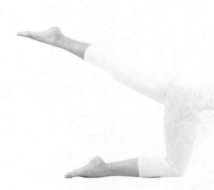

③

做法： 呼气，低头，拱背，左腿弯曲向前，膝盖靠近鼻尖；吸气，保持数秒，呼吸，身体还原至初始姿势。

Tips 练习时注意头部后仰的幅度，避免意外。练习过程中双肩要保持放松，不要耸肩。

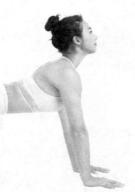

舞王式

功效： 充分运动到了腰背肌肉群，有效消除腰部脂肪，美化腰部曲线，还能加强腿部肌肉力量，提高平衡感，促进全身血液循环。

①

做法： 站立，右腿向后弯曲，身体重心移到左腿上，右手抓住右脚，使右脚尽量贴近臀部，眼睛平视正前方。

②

做法： 吸气，左手向上伸直，五指并拢指向上方，保持下身姿势不变。

③

做法： 呼气，慢慢将上身向前倾，右手带动右腿尽量抬高。保持姿势数秒钟后，换另一侧练习。

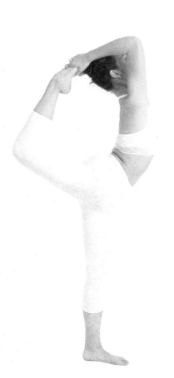

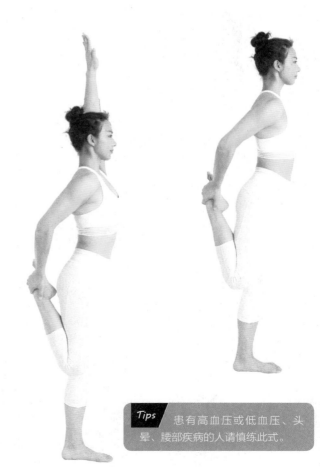

Tips 患有高血压或低血压、头晕、腰部疾病的人请慎练此式。

身体各部位的排毒养颜法

扫地式

功效： 灵活腰椎，伸展并放松背部肌肉，活化脊椎。

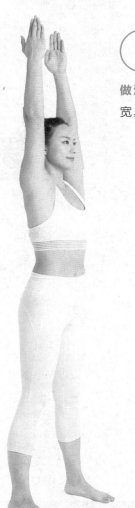

① **做法：** 双腿分开略比肩宽，吸气，双臂上伸。

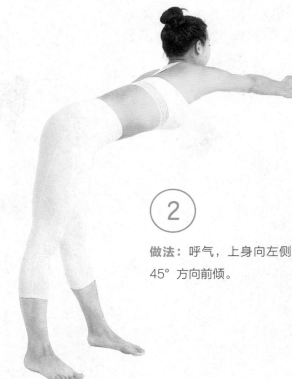

② **做法：** 呼气，上身向左侧45°方向前倾。

瑜伽冠军的美颜瑜伽

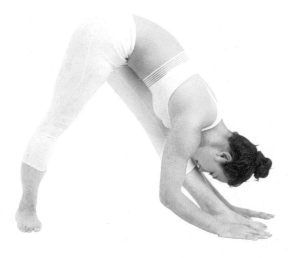

③

做法：左脚向正前方跨出一步，身体前倾到极限，双手扶地。

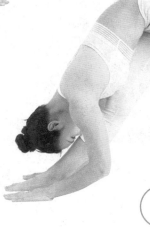

④

做法：上身和双臂横移过右侧，吸气。

⑤

做法：呼气，双臂伸直，和上身一起沿右侧45°方向抬起。

身体各部位的排毒养颜法

上起式

功效： 可以消除腹部赘肉，能刺激内脏，使肝肾功能旺盛。

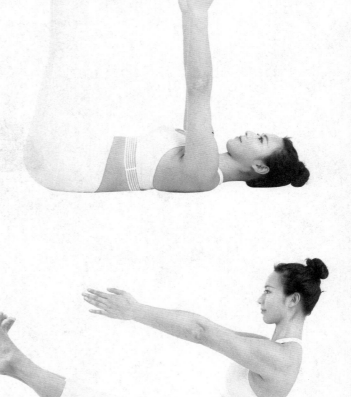

① **做法：** 仰卧，双臂上举，垂直于地面。后腰下沉。双腿伸直，脚后跟并拢，脚尖钩回，将意识放在小腹上；吸气，双腿抬起，垂直于地面，停住不动，保持自然呼吸。

② **做法：** 吸气，起身15°，同时双腿向下15°，保持自然呼吸。再次吸气，起身15°，同时双腿再次向下15°，保持自然呼吸。

瑜伽冠军的美颜瑜伽

③

做法： 脚尖落地，双臂上举，背部立直，双膝弯曲，吸气手臂向上延伸，胸、腰向前推。

④

做法： 呼气，双臂向前伸。将意识放在小腹上。吸气，小腿弯曲抬起与地面平行，膝盖并拢，脚尖绷直，保持姿势5秒。

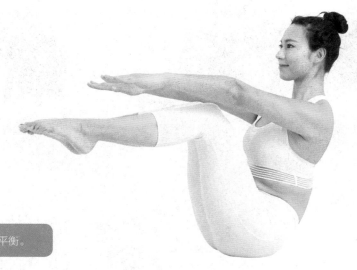

Tips 练习时要保持身体平衡。

身体各部位的排毒养颜法

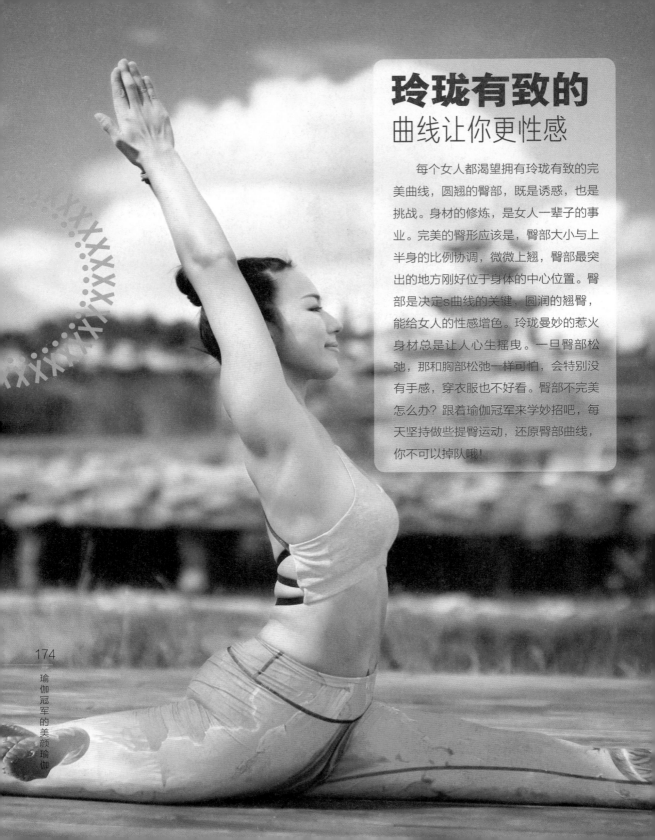

玲珑有致的
曲线让你更性感

　　每个女人都渴望拥有玲珑有致的完美曲线，圆翘的臀部，既是诱惑，也是挑战。身材的修炼，是女人一辈子的事业。完美的臀形应该是，臀部大小与上半身的比例协调，微微上翘，臀部最突出的地方刚好位于身体的中心位置。臀部是决定s曲线的关键，圆润的翘臀，能给女人的性感增色。玲珑曼妙的惹火身材总是让人心生摇曳。一旦臀部松弛，那和胸部松弛一样可怕，会特别没有手感，穿衣服也不好看。臀部不完美怎么办？跟着瑜伽冠军来学妙招吧，每天坚持做些提臀运动，还原臀部曲线，你不可以掉队哦！

瑜伽冠军的美颜瑜伽

蝗虫式

功效： 具有提臀和紧实臀部肌肉的效果，使脊椎得到滋养，增强背部和腰部肌肉的柔韧性，消除背部疼痛等症状。

① **做法：** 俯卧，下巴轻放于地面，双手放于身体两侧。

② **做法：** 将右腿尽量抬高，左腿朝地面用力压。头部向上抬起。保持平稳呼吸，然后慢慢将右腿放回地面，呼气，下巴轻触地面，放松全身，然后换左腿练习。

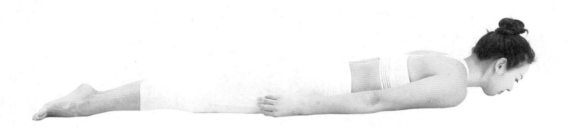

直角侧抬腿式

功效： 臀肌收紧，使臀部外侧肌肉得到强化，减少髋部、腰部赘肉，具有提臀效果，让臀部呈现优美曲线。

做法： 呈跪姿，双手、双脚着地，上身和大腿呈90°，大腿和小腿呈90°。

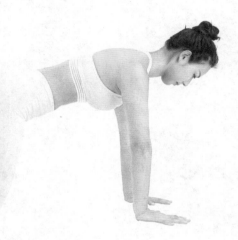

Tips 练习时腿和臀部会产生酸感，每天坚持练习，提臀效果较好。

做法： 呼气，右腿向外伸直，右腿与地面保持平行，维持数秒。然后还原姿势，换另一侧练习。

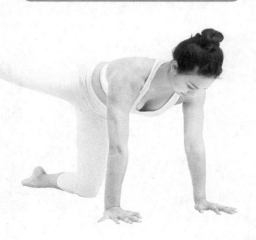

瑜伽冠军的美颜瑜伽

飞鸟式

功效：强化腰、背、臀部肌肉，收紧臀部，放松肩关节。

① **做法：**俯卧，双臂向头前方张开，调整呼吸。

② **做法：**吸气，上身、双臂和双腿向上抬起，收紧腰、背、臀肌。自然地呼吸，维持10~20秒。

③ **做法：**呼气，还原落下，反复练习3次。

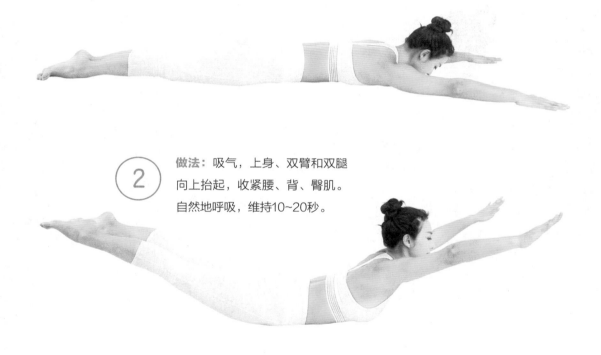

身体各部位的排毒养颜法

踮脚翘臀式

功效：具有美化臀部线条、紧实臀部肌肉及提臀的效果，还可以拉伸腿部肌肉，美化腿形。

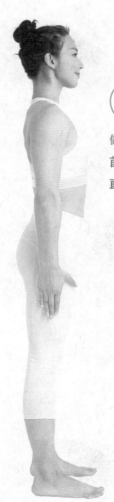

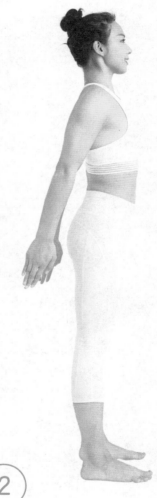

① **做法：**双腿自然分开站立，昂首挺胸，双臂自然下垂，眼睛直视前方。

② **做法：**身体向前倾，两臂向后延伸，臀部向后翘，尾椎向后顶，腰椎向前倾。

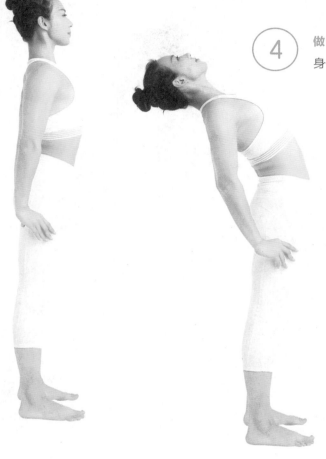

③ **做法：** 双手虎口叉在臀部下缘，抬头挺胸，眼睛直视前方。

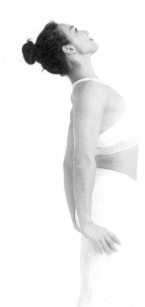

④ **做法：** 上身向后仰，下身保持不变。

⑤ **做法：** 抬起脚跟，上身尽量向后仰。腰腹部向前推送，眼睛平视前方。

> *Tips* 练习时，双手虎口放在臀部下缘承扶穴处，同时脊柱、胸和腰要尽量往前挺，以达到锻炼的效果。

单腿舞式

功效： 具有强化臀中肌、臀大肌、股四头肌的作用，能消除臀部周围赘肉，紧实臀部，还能提高膝关节功能，缓解大腿、膝盖的疼痛。

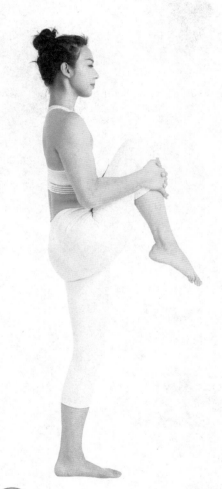

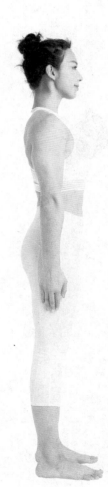

① **做法：** 自然站立，挺直脊柱，双腿自然分开，双臂自然下垂。

② **做法：** 右腿微弯，双手抱住右膝上抬，使其紧贴于腹部，脚背绷直，眼睛凝视前方。

瑜伽冠军的美颜瑜伽

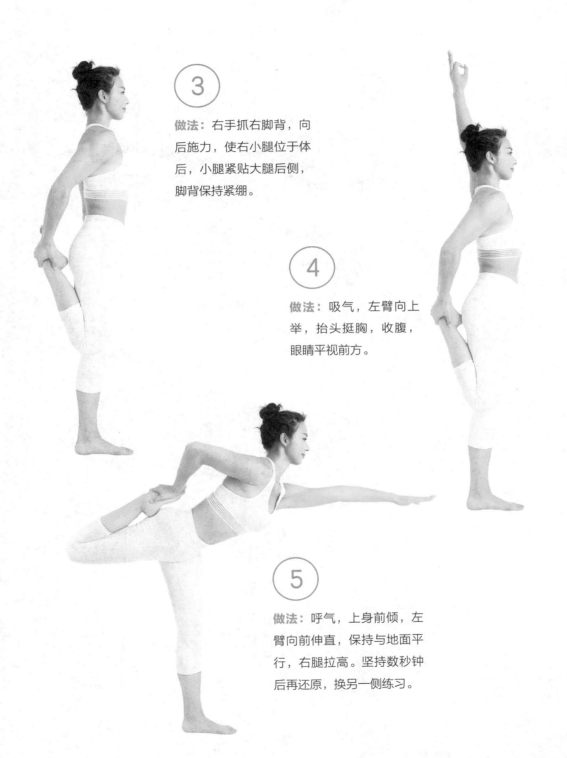

③

做法： 右手抓右脚背，向后施力，使右小腿位于体后，小腿紧贴大腿后侧，脚背保持紧绷。

④

做法： 吸气，左臂向上举，抬头挺胸，收腹，眼睛平视前方。

⑤

做法： 呼气，上身前倾，左臂向前伸直，保持与地面平行，右腿拉高。坚持数秒钟后再还原，换另一侧练习。

美腿从这一刻开始

　　腿，几乎占了身体比例的一半，往往最能吸引人的目光。--双修长的美腿，是一道独具特色的风景线，能将女性的美展现得淋漓尽致。意大利名模比安卡·巴尔蒂就是因为她的修长美腿而走红，如今我们在世界众多著名时尚杂志封面上都可以欣赏到她的美姿。修长美腿代表着健康与活力，难怪男性往往喜欢腿部修长的女性。想要拥有迷人双腿，首先要赶走赘肉，让肌肤光滑紧实，线条优美。日常生活中，我们可以做些普拉提、瑜伽等运动，不但有助于美化小腿线条，还有利于保持身材。打造美丽的双腿，从这一刻开始吧！

瑜伽冠军的美颜瑜伽

踩单车式

功效： 紧实大腿，消除腿部赘肉，改善小腿曲线，美化腿形。此动作还可以预防内脏下垂，促进全身新陈代谢，防止下半身肥胖。

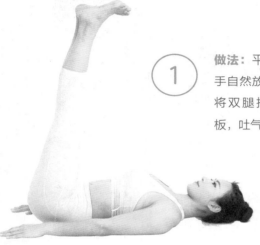

① **做法：** 平躺于地板上，两手自然放于两侧。吸气，将双腿抬起，指向天花板，吐气。

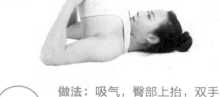

② **做法：** 吸气，臀部上抬，双手撑腰，身体重心放在手上，保持不动，深呼吸。

③ **做法：** 配合呼吸的节奏，双脚以踩单车的方式轮流踩动。坚持练习10秒钟以上，然后再慢慢还原身体。

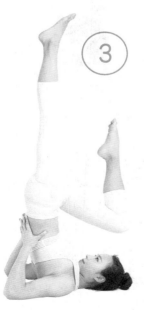

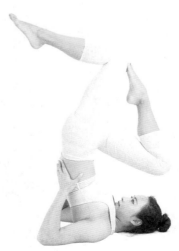

猴式

功效: 腿部后侧肌肉和韧带可以得到充分的伸展,美化腿部线条。

①

做法: 右腿跪地,左腿成弓步屈膝,双手置于左腿两侧,指尖着地。

②

做法: 身体重心向左腿移动,右腿伸直贴于地面。

③

做法：将身体重心收回，脊背与地面垂直，双臂置于体侧，双手撑地，将左腿缓慢向前伸直。

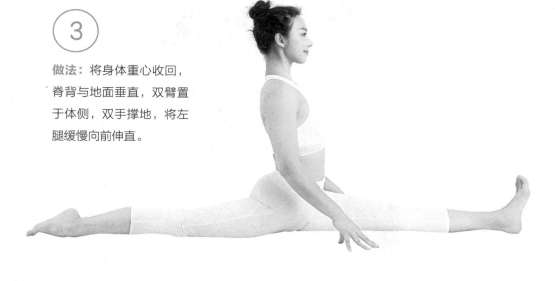

④

做法：双手合十于胸前，调整呼吸，持续10秒。然后换另一条腿练习。

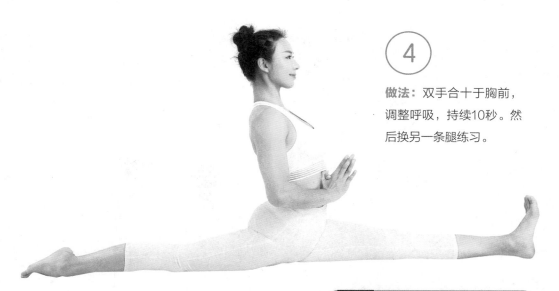

Tips 初学者要根据自己的实际情况，以免拉伤腿筋。

鹭鸶式

功效： 腿部韧带得到充分的拉伸，增加腿部弹性。

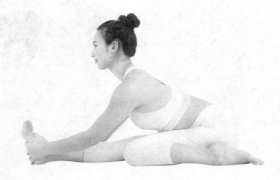

① **做法：** 坐立，右腿向前伸，绷直，双手抱住右脚掌，尽量使左脚跟贴近臀部，吸气。

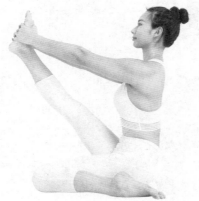

② **做法：** 呼气，同时右腿上抬，伸直，再吸气。

③ **做法：** 呼气，挺直脊背，将右腿缓慢地拉近身体，持续10秒，保持自然呼吸。还原，换另一条腿做相同的练习。

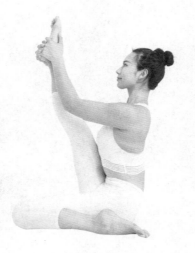

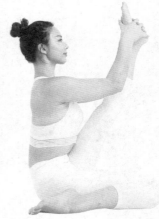

蹲式

功效： 有利于紧实臀部，强健大腿肌肉及膝关节。

做法： 站立，双腿张开，相距60厘米，双手拇指相对，其余四指交叉放于体前，双肩放松，后背放松，保持自然呼吸。

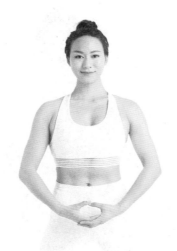

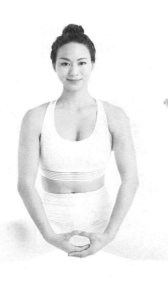

②

做法： 吸气，缓缓吐气，同时身体缓慢下蹲30厘米。吸气，直立还原。

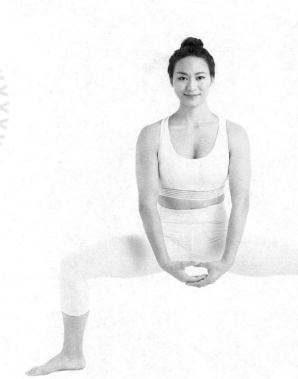

做法： 呼气，缓慢下蹲60
厘米，吸气，直立还原。

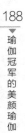

做法： 呼气，下蹲到自己
最大的限度。吸气，直立
还原。

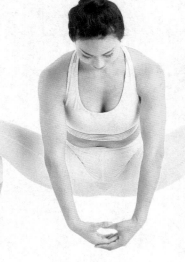

剪刀式

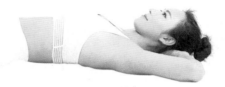

功效：紧实大腿内部肌肉，美化腿部线条。

①
做法：仰卧，双腿伸直并拢，双手交叉，平放于头下方。

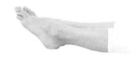

②
做法：自然呼吸，双腿上抬，与地面呈45°。

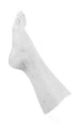

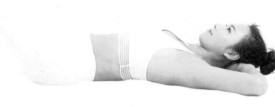

③
做法：吸气，双腿打开，呈V字形，调整呼吸，全身放松，还原双腿。

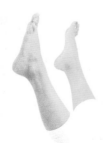

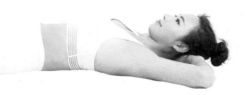

身体各部位的排毒养颜法

平衡式

功效： 此套动作能增强身体弹性，使腿部肌肉更为匀称和强健，快速纤细大腿、紧实小腿，美化腿部线条。

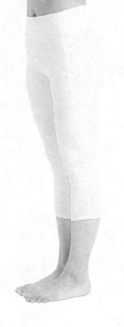

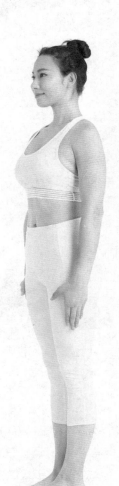

① **做法：** 站立，双腿伸直并拢。双臂自然垂放于体侧。

② **做法：** 吸气，双臂打开成一条直线，且与地面平行。

瑜伽冠军的美颜瑜伽

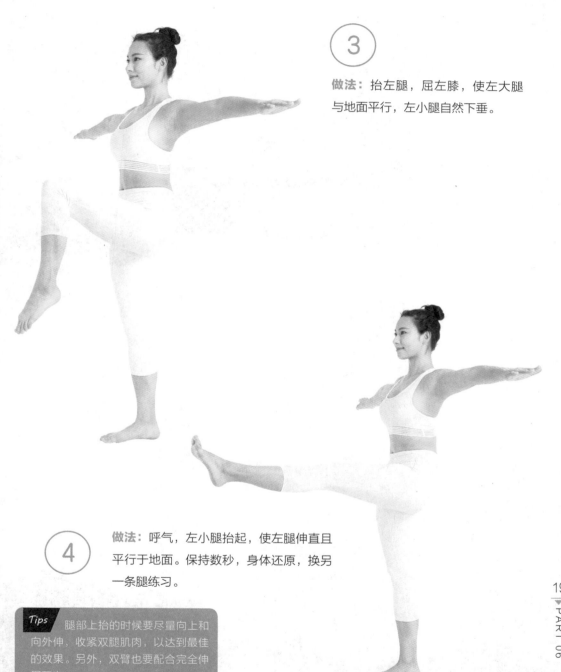

③

做法: 抬左腿,屈左膝,使左大腿
与地面平行,左小腿自然下垂。

④

做法: 呼气,左小腿抬起,使左腿伸直且
平行于地面。保持数秒,身体还原,换另
一条腿练习。

Tips　腿部上抬的时候要尽量向上和
向外伸,收紧双腿肌肉,以达到最佳
的效果。另外,双臂也要配合完全伸
展开来。

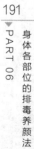

身体各部位的排毒养颜法

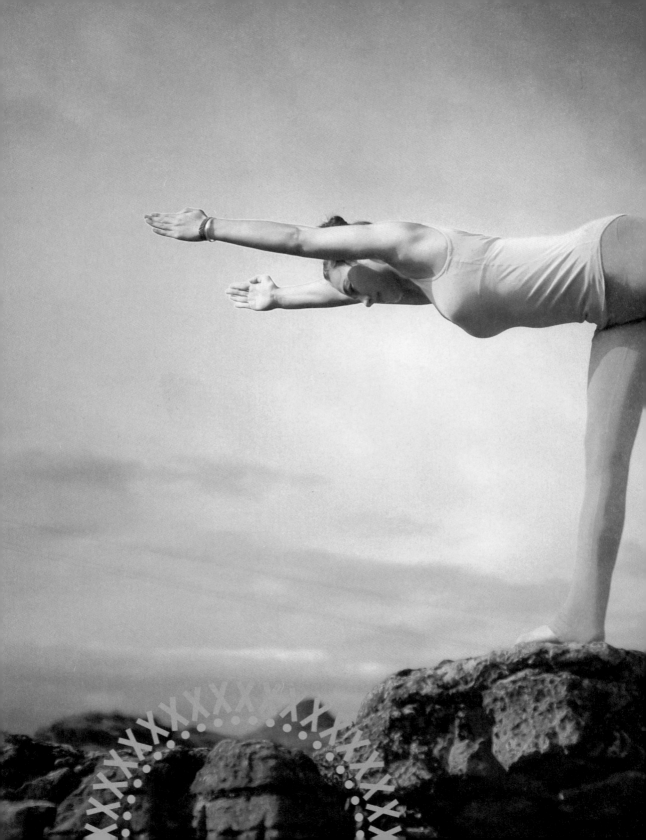

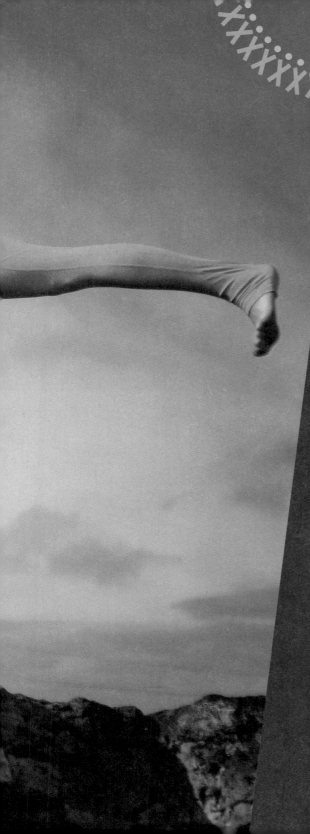

‣PART

07

吃出来的好颜色

We are what we eat!这是哲学家费尔巴哈的名言，翻译成中文就是说，人就是他所吃的东西。从物质层面来理解，我们所吃东西的种类、质量以及日常饮食习惯，不仅直接影响我们的机体，也会影响到我们的精神状况。瑜伽提倡的是一种健康、自然的生活方式，健康的生活方式才会塑造健康的体魄，健康的生活方式又离不开健康的饮食习惯，从今天开始，摒弃以前不良的饮食习惯，享受健康的生活吧！

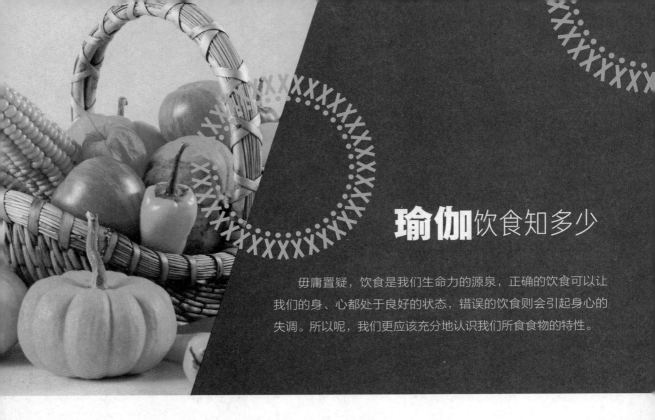

瑜伽饮食知多少

毋庸置疑，饮食是我们生命力的源泉，正确的饮食可以让我们的身、心都处于良好的状态，错误的饮食则会引起身心的失调。所以呢，我们更应该充分地认识我们所食食物的特性。

悦性食物

悦性食物食用后极易消化，在体内不易堆积毒素，这些食物被认为可以使人身心轻松、纯净，心灵处于平和与稳定当中。这一类食物包括水果、大部分蔬菜、牛奶及乳制品，坚果、五谷、豆类食品及绿茶。

变性食物

富有变性力量的食物称为变性食物，包括咖啡、浓茶、刺激的调味品、酱油、白萝卜、海带、巧克力、可可、汽水等。值得注意的是，任何一种食物，不管是悦性或者惰性食物，只要加上刺激性强的调味品都会成为变性食物。长期食用这一类食物会引起身心浮躁不安。

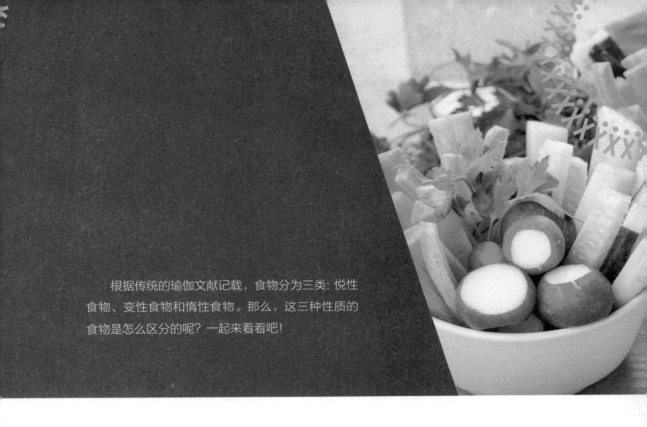

根据传统的瑜伽文献记载，食物分为三类：悦性食物、变性食物和惰性食物。那么，这三种性质的食物是怎么区分的呢？一起来看看吧！

惰性食物

包括肉类、鱼类、洋葱、菌菇类、芥末、葱、蒜、酒类、烟草等，以及所有不新鲜、陈腐的食物。这些食物被认为容易引起懒惰、疾病和心灵迟钝，对身、心都无益。

古老的瑜伽观认为：为了达到身、心的健康平静，应该多吃悦性食物，少吃变性食物，不吃惰性食物。另外，除了对食物的分类有要求外，瑜伽饮食还需要均衡、有节制。即使是悦性食物，吃得过多也是不符合瑜伽饮食观的。

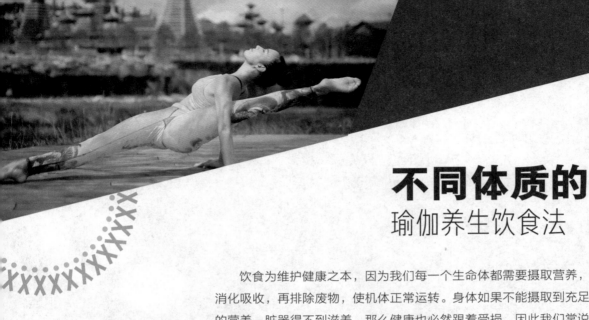

不同体质的
瑜伽养生饮食法

　　饮食为维护健康之本，因为我们每一个生命体都需要摄取营养，消化吸收，再排除废物，使机体正常运转。身体如果不能摄取到充足的营养，脏器得不到滋养，那么健康也必然跟着受损，因此我们常说健康美丽是可以吃出来的。但是，吃什么、如何吃也是有讲究的，因为你选择什么样的食物，食物就会回馈给你什么样的身体。瑜伽认为食物也有属性，如果你从此刻开始只接受健康、新鲜、悦性属性的食物，几年后你的身体便是由这些属性的元素建构而成的。练习瑜伽的人，要注意饮食上的配合，然而不同体质的人，在饮食上也有着很大的区别。人的体质可以分为以下几类，大家可以根据自己的体质，找到最合适的饮食方法。

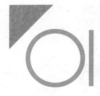

水性体质

　　这种体质的人多白胖，或面色淡白，手足凉；小便多清长，大便时稀，怕冷、怕寒，喜欢暖。

　　饮食调养：要多吃些壮阳食品，如牛羊肉、五谷粥等，特别是在夏日三伏时，每一伏适量进补，以壮人体阳气之功。

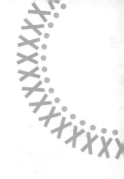

火性体质

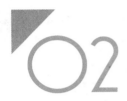

这种人的体质特点为形体消瘦；手心、足心热；心火大、燥热时烦闷，容易失眠，大便干燥，尿黄；不耐春夏，多喜冷饮。

饮食调养：多吃清淡食物，如糯米、芝麻、蜂蜜、乳品、豆腐、鱼、蔬菜等。有条件的人可食用一些补养类食品，如海参、银耳、冬虫夏草等。辛辣燥热之品应少吃。

地性体质

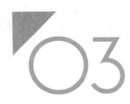

凡是面色晦暗、口唇色暗、肌肤干燥、眼眶黑暗者多为地性体质。

饮食调养：常吃具有活血化瘀作用的食品，如桃仁、黑豆、油菜、醋等，经常煮食一些山楂粥和花生粥。也可选用一些活血养血之药品（当归、丹参、地黄、地榆、刺五加）和肉类煲汤饮用。

风性体质

形体肥胖，肌肉松弛，嗜食肥甘，神倦身重，是风性体质的人的明显特征。

饮食调节：应该多吃健脾利湿、化痰祛湿的食物，如白萝卜、扁豆、包菜、蚕豆、洋葱、紫菜、白果、红豆等。少食肥甘厚味、饮料、酒类之品，且每餐不宜过饱。

吃出来的好颜色

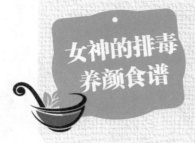

女神的排毒养颜食谱

排毒养颜是每个女性必做的功课，想要一直美美的，就不能不好好调理身体。定期清理身体内的垃圾，补充充足的营养素，从饮食上注意排毒养颜是最好的选择。选择新鲜的食物，坚持健康的饮食习惯，能让你吃出健康和美丽。内调结合外养，你的气色也能得到极大的改善。

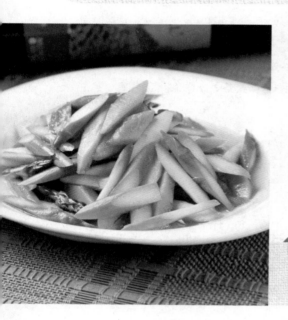

木瓜炒芦笋

食材： 木瓜300克，芦笋200克，橄榄油、盐各少许。

做法：

1.芦笋切去根部，洗净，斜切成段。

2.木瓜去皮和子，洗净，切厚片。

3.将橄榄油倒入锅中烧热，下入芦笋段翻炒一会儿，加入木瓜片，炒匀后加少许盐调味后即可出锅。

美颜攻略

芦笋含丰富的叶酸，是营养保健的食物，常食木瓜能清洁皮肤，还有美容、乌发、减肥、丰胸的功效。

红豆薏米美肤粥

食材： 红豆60克，薏米50克，大米50克，红糖少许。

做法：

1.红豆、薏米淘净后加水浸泡2小时。

2.大米淘净后浸泡1小时。

3.将红豆、薏米和水倒入锅中，煮15分钟后加入大米，继续煮至豆烂米熟，加少许红糖调味即可。

美颜攻略

红豆能利小便去肿胀，薏米中含有一定的维生素E，是一种美容食品，常食可以保持人体皮肤光泽细腻。

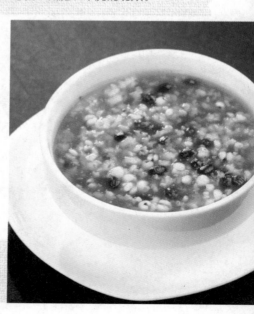

瑜伽冠军的美颜瑜伽

玉米拌豆腐

食材： 新鲜玉米粒150克，豆腐200克，橄榄油、盐各少许。

做法：

1.洗净的豆腐切厚片，切粗条，改切成丁。

2.蒸锅注水烧开，放入装有玉米粒和豆腐丁的盘子。

3.盖上盖子，用大火蒸10分钟至熟透。

4.取出蒸好的食材，趁热撒上盐，加入橄榄油拌匀即可食用。

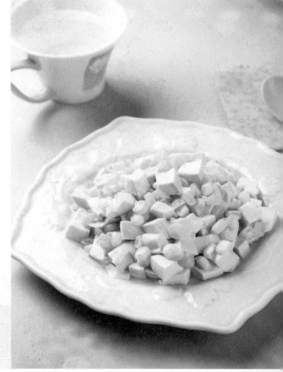

美颜攻略

玉米含有丰富的纤维素，能加速身体内毒素的排出，同时能防止便秘、肠癌等。

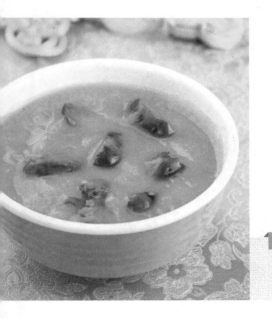

红枣南瓜羹

食材： 南瓜400克，红枣8颗。

做法：

1.南瓜去皮、子洗净切块，入锅中蒸10分钟，取出待凉后搅打成浆。

2.红枣洗净，浸泡半小时，去核切小块。

3.将适量水倒入锅中烧开，加入红枣块煮10分钟，倒入南瓜羹，煮沸后即可食用。

美颜攻略

南瓜含有丰富的果胶，能清除体内有害物质，南瓜中还含有丰富的维生素A和人体必需的氨基酸，有补血功效。

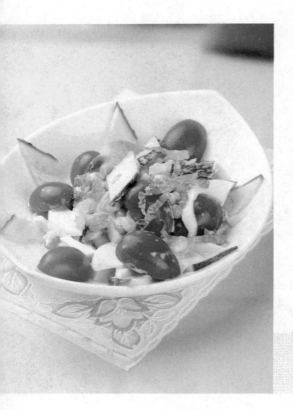

橄榄油拌蔬菜

食材: 玉米粒、圣女果、黄瓜各90克,熟鸡蛋1个,凉拌醋、橄榄油、盐各少许。

做法:

1.黄瓜、圣女果洗净切好备用。

2.将熟鸡蛋打开,剥壳,将蛋白切成小块。

3.锅中注入适量清水烧开,将玉米粒煮至断生。

4.把玉米粒装入碗中,放入圣女果、黄瓜、蛋白,加入凉拌醋、盐、橄榄油,搅拌片刻,盛出即可。

美颜攻略

黄瓜、玉米、圣女果均是热量低但维生素含量较高的食物,常食有利于美容养颜。

上海青海米豆腐羹

食材: 上海青15克,海米270克,豆腐、盐、食用油各适量。

做法:

1.将洗净的豆腐切成小方块,洗好的上海青切碎,备用。

2.锅中倒入适量食用油烧热,放入洗净的海米,炒香。

3.锅内注入适量清水,加盐调味,倒入切好的豆腐和上海青;盖上锅盖,煮至食材熟软,盛出即可。

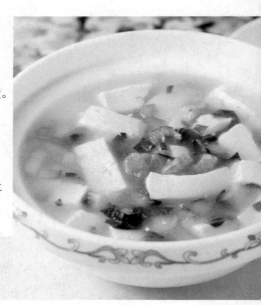

美颜攻略

豆腐能清热散血,具有清洁肠胃、消肿胀的功效;上海青鲜香,豆腐滑嫩,海米提鲜,整道菜营养丰富。

瑜伽冠军的美颜瑜伽

桂圆百合红枣甜水

食材： 百合50克，红枣30克，桂圆肉10克，枸杞5克。

做法：

1.百合、红枣、枸杞洗净，备用。

2.锅中注入适量清水烧开，放入备好的百合、红枣、桂圆肉、枸杞，用小火煮20分钟。

3.揭盖，搅拌均匀，关火后盛出煮好的食材，装入碗中即可。

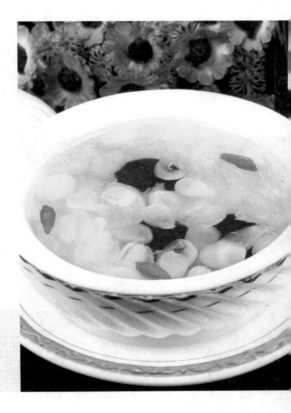

美颜攻略

红枣含有蛋白质、有机酸、维生素等营养成分，有补气养血的功效。百合富含黏液质及维生素，对皮肤细胞新陈代谢有益，常食百合有一定的美容作用。

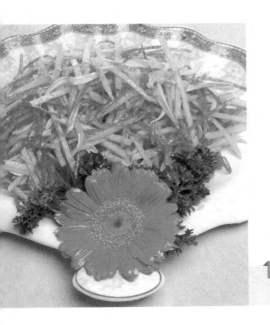

爽口三丝

食材： 心里美萝卜150克，梨1个，菊花瓣40克，盐少许。

做法：

1.心里美萝卜去皮洗净，切丝，菊花瓣洗净备用。

2.梨去皮、核后也切成丝。

3.将原料混合，加入盐拌匀即可。

美颜攻略

萝卜具有消积滞、解毒的作用；梨有滋阴润肺的功效。

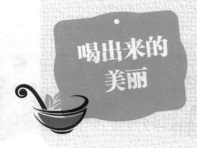

水是生命之源，也是我们肌肤的活力源泉。俗话说，女人是水做的。一个肌肤水嫩有弹性的女人是多么迷人啊！所以美眉们要经常为自己的肌肤补水哦！经常喝花果茶和蔬果汁不仅可以滋润肌肤、排毒祛痘，还可以补血养颜、美体瘦身，由内而外地呵护我们的容颜！下面给大家推荐几款效果不错的花果茶，按下面的配方调制，长期饮用，可以让美眉们容颜更加靓丽，肌肤更加水嫩哦！

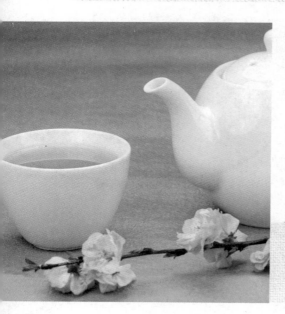

桃花蜜茶

食材： 干桃花5克，蜂蜜适量。

做法：

1.将干桃花洗净放入杯中，加入开水。

2.冲泡5分钟后即可饮用，可根据个人口味加入适量蜂蜜。

美颜攻略

桃花茶能美容养颜，又能调节经血，还能减肥瘦身。有利水、活血、通便的功效。常喝桃花茶还能改善血液循环，滋润皮肤。

山楂甘草茶

食材： 新鲜山楂适量，甘草6克。

做法：

1.山楂浸泡10分钟后捞起洗净，切开山楂并去掉核。

2.将切好的山楂放入装水的锅中，煮至水开。

3.将洗净的甘草放入煮山楂的锅中，继续煮5分钟。放凉后即可饮用。

美颜攻略

山楂有很好的活血功效，可排除血液中的垃圾，甘草有生津活血、理气补气的作用。

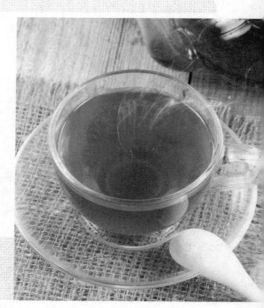

玫瑰花茶

食材： 干玫瑰花15克，蜂蜜适量。

做法：

1.取一个杯子，放入15克干玫瑰花，加入开水。

2.冲泡5分钟后即可饮用，可根据个人口味加入适量蜂蜜。

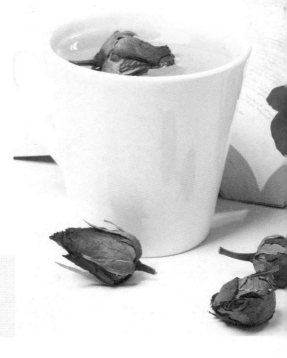

美颜攻略

玫瑰花具有活血散瘀、调经止痛的功效，经常饮用不仅能让黯淡的面色逐渐红润起来，对面部色斑也有淡化的作用。

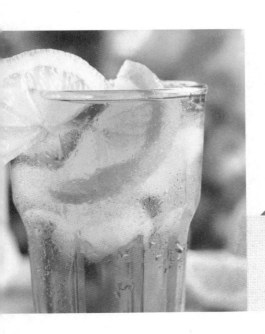

柠檬红茶

食材： 柠檬片2~3片，红茶包1个。

做法：

1.取一个透明的玻璃杯，将柠檬片和红茶包一起放入杯中，加入热水。

2.盖上杯盖，冲泡5分钟后即可饮用。

美颜攻略

柠檬的香气具有提神醒脑的功效。在欧洲，柠檬果实具有"灵果"之称，能够舒压排毒，特别适合压力日渐增大的现代女性。柠檬红茶可以消除油腻感，促进消化，适合饭后饮用。柠檬富含维生素C，长期喝还能预防感冒。

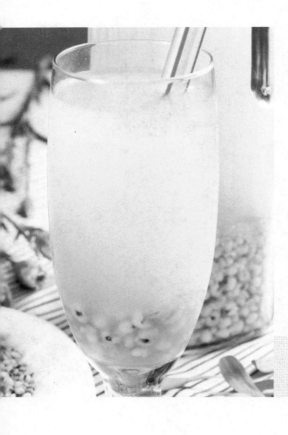

美颜薏米水

食材：薏米100克

做法：

1.锅中注入适量清水，大火烧开。

2.倒入100克洗净的薏米，搅拌均匀。

3.盖上盖，烧开后用小火煮约45分钟，至米粒变软。

4.揭盖，搅拌几下，关火后盛出煮好的薏米水即可。

美颜攻略

薏米中含有维生素E，是一种美容食品，常食可以保持人体皮肤光泽细腻，消除粉刺、色斑，改善肤色。

生姜红枣茶

食材：生姜500克，红枣250克，甘草150克。

做法：

1.将生姜、红枣、甘草共捣成粗末和匀，备用。

2.每次取出15~25克，清晨煎服或泡水代茶饮，每日数次。

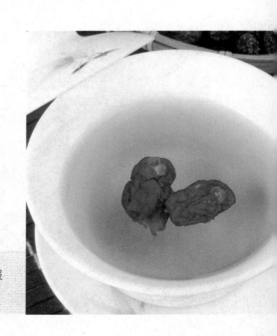

美颜攻略

此茶具有补脾、养血、健胃、安神、解郁之功效，久服令人肌肤白嫩细滑、皱纹减少。

桂花绿茶饮

食材： 干燥桂花适量，绿茶5克，蜂蜜适量。

做法：

1.取一个透明的玻璃杯，将桂花与绿茶置于杯内，以热开水冲泡。

2.约等3分钟，桂花香味散出后，再加入蜂蜜即可。

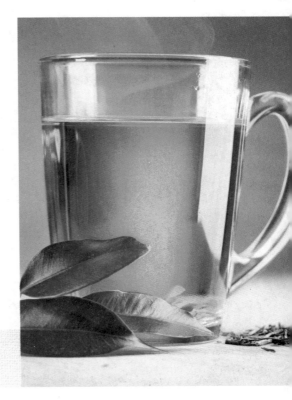

美颜攻略

此茶饮能去脂轻身、整肠健胃，还可以排毒、去除口臭。

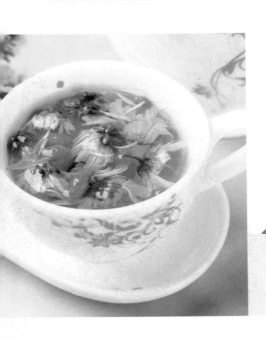

枸杞菊花茶

食材： 枸杞5克，菊花10克。

做法：

1.取一个杯子，将枸杞和菊花一起放入杯中，加热水冲泡。

2.盖上杯盖，5分钟后便可饮用。

吃出来的好颜色

美颜攻略

枸杞菊花茶可以明目提神，且富含维生素C和维生素E。特别是其中的茶多酚，可以清除人体内的氧自由基，能起到抗辐射、增强机体免疫力的功效。

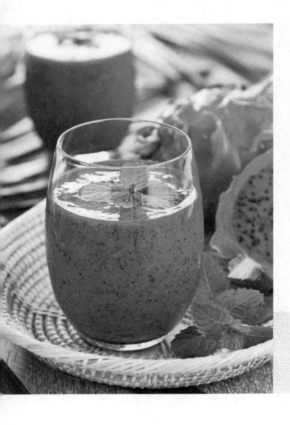

美味火龙果汁

食材： 新鲜的火龙果1个。

做法：

1.洗净的火龙果去除头尾，切开，去除果皮，将果肉切小块，备用。

2.将切好的火龙果放入榨汁机，注入适量温开水，盖上盖开始榨汁。

3.榨成汁后搅拌均匀倒入杯中即可饮用。

美颜攻略

火龙果中芝麻状的种子有促进胃肠消化的功效。火龙果还可以消除氧自由基，具有美白皮肤的作用。常食火龙果有助于体内毒素的排出，可以润肠、减肥。

猕猴桃香蕉汁

食材： 香蕉、猕猴桃各100克，蜂蜜适量。

做法：

1.香蕉去皮，将果肉切成小块，将洗净的猕猴桃去皮，对半切开，去除硬心，再切成小块，备用。

2.取榨汁机，倒入切好的猕猴桃、香蕉，加入适量矿泉水，榨汁后加入适量蜂蜜拌匀，倒入杯中即可。

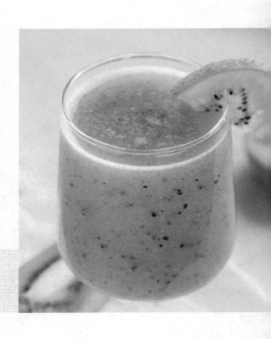

美颜攻略

猕猴桃含有维生素、纤维素和叶酸，有排毒、抗衰老等作用。香蕉含可溶性纤维素，二者有利于调整肠胃功能。

瑜伽冠军的美颜瑜伽